Vencer el dolor de espalda con la gimnasia

COLECCIÓN SALUD

Franca Sacchi

VENCER EL DOLOR DE ESPALDA CON LA GIMNASIA

EDITORIAL DE VECCHI, S.A.

Editorial De Vecchi, S. A.
Balmes, 247. 08006 BARCELONA
Depósito legal: B. 10.836-1995
ISBN: 84-315-1088-9

ÍNDICE

TERCERA PARTE

INTRODUCCIÓN

En realidad, no se trata de «hacer gimnasia», sino de una invitación a considerar la propia espalda con respeto, conocimiento y amor.

Partiendo del principio de que es necesario eliminar tanto las causas del dolor como el dolor mismo, este libro tiene como principal finalidad enseñar a vencer el dolor; quiere aportar un poco de alivio, poniendo en vuestras manos el poder de controlar el dolor de espalda.

Este manual se propone ayudaros a mantener el dolor bajo control, a conocer vuestras espaldas para hacerla aún más eficiente, erguida, elástica y dotada de armoniosa musculatura.

Exceptuando los casos de patologías orgánicas y los traumas, el dolor de espalda no es una enfermedad, sino una señal de desgaste articular debido a motivos muy diversos: vida sedentaria, esfuerzos notables de levantamiento, uso erróneo o incluso excesivo de la columna vertebral, envejecimiento normal y natural, estrés, traumas afectivos, sexualidad reprimida o conflictiva, exceso de responsabilidades, trabajos que obligan al cuerpo a adoptar posturas que cansan o a inmovilizaciones y que, por consiguiente, predisponen al deterioro de los discos intravertebrales, así como muchas otras causas.

También son muchos los remedios. Frecuentemente, es más, casi siempre, no basta un solo remedio. Es mejor actuar con estrategias diferenciadas y en sinergia. Aquí no tenemos suficiente espacio para explicar todas las opciones ofrecidas tanto por la medicina oficial y tradicional (fármacos, tracciones, ultrasonidos, radarterapia, cirugía, etc.), como por la medicina alternativa (quiroterapia, homeopatía, herboristería y fitoterapia, acupuntura, masajes).

Cualquier solución que alivie el dolor de espalda es buena.

Sin embargo, no debemos ilusionarnos demasiado y, obviamente, debemos tener cuidado con los fraudes. Frecuentemente se trata de soluciones momentáneas. Por ejemplo: fármacos como los antiinflamatorios reducen el dolor, pero no solucionan el problema mecánico o psíquico que lo había provocado.

La acupuntura actúa estimulando, mediante agujas, la producción orgánica de hormonas especiales, llamadas endorfinas, que son unos narcóticos naturales parecidos a la morfina. No sentir el dolor podría parecer el estado ideal, pero no soluciona los problemas mecánicos o estructurales.

Los masajes pueden ser muy eficaces para reducir un espasmo muscular o para eliminar contracciones, pero nada pueden contra un disco saliente o un nervio comprimido, es más, podrían ser contraproducentes y aumentar el dolor.

El masaje resulta muy indicado contra el dolor de espalda de origen psíquico, porque proporciona al paciente la sensación de estar rodeado de lo que realmente necesita: ayuda, cuidado y descanso. Especialmente, es casi milagroso un masaje de origen japonés llamado shiatsu (digitopresión), tanto como el masaje zonal o podálico (masaje de los pies, reflexología). Tienen poder analgésico, desinflamatorio, curan los dolores articulares, ciatalgias, lumbalgias, estados reumáticos o artríticos, además de constituir una maravillosa cura antiestrés.

El remedio que presentamos aquí, la gimnasia específica contra el dolor de espalda y de protección de la columna vertebral, está estudiada para quien quiere cuidarse personalmente de su cuerpo, de su espalda.

La dedicamos a todas aquellas personas que no quieren rendirse, que no quieren sucumbir al dolor, que quieren reaccionar con constancia y determinación y, en definitiva, a todos los que siempre quieren mejorar su estado, trabajar en sí mismos.

Esencialmente, esta gimnasia posee dos importantísimas virtudes:

1. *Respeta al cuerpo y favorece, unida al descanso y al comportamiento correcto, el proceso natural de autorreparación, de autocuración. Nuestro cuerpo tiene la capacidad de curarse por sí solo; basta darle la posibilidad de que lo haga, es decir, crear las condiciones para que este proceso se ponga en marcha.*
2. *Cuidarse, ayudarse a sí mismo, implica un cierto esfuerzo, una cierta autodisciplina. Pero la sensación de potencia, libertad y autonomía (que va mucho más allá del mero hecho físico), la sensación de sentirse activos, de poder controlar el propio cuerpo y de tocar con la mano los progresos y la eficacia de ciertas acciones, son la gran recompensa de cualquier sacrificio y además nos enriquecen al permitirnos un mayor conocimiento de nosotros mismos, de todos los seres humanos.*

Los ejercicios ilustados en este libro son una recopilación de los mejores que hemos encontrado y elaborado en el curso de, aproximadamente, treinta años de estudio, experiencias y práctica en el arte del movimiento.

Tienen cuatro objetivos principales:

1. *Intervención para aliviar el dolor y, en el mejor de los casos, para curar el dolor de espalda.*
2. *Prevención del dolor de espalda.*
3. *Conservar el mayor tiempo posible las vértebras sanas, ágiles, y protegerlas.*
4. *Mejorar y potenciar nuestra forma física.*

PRIMERA PARTE

CONOCER
LA PROPIA ESPALDA

Apuntes de anatomía

Nuestra espina dorsal es una obra de arte de la mecánica. Veamos brevemente algunas de sus funciones:

- *sostiene todo el cuerpo y la cabeza (ésta puede llegar a pesar más de 10 kg);*
- *se dobla hacia delante, hacia atrás, se flexiona en toda su longitud;*
- *es capaz de soportar un peso considerable, no sólo en algunos puntos, sino en toda su longitud;*
- *es capaz de absorber, gracias a los discos intravertebrales, choques, traumas imprevistos, esfuerzos excesivos;*
- *permite la total movilidad del cuerpo: caminar, correr, saltar;*
- *está abastecida por un sistema de comunicación interno, gracias a los nervios, entre la médula espinal y el cuerpo, entre el cerebro, el cuerpo y la médula espinal.*

Por consiguiente, la espalda presenta, en su totalidad, una estructura triple: ósea y articular, muscular y nerviosa.

Estructura ósea y articular

Está constituida por unos huesos llamados vértebras, separadas y protegidas por almohadillas de forma oval, llamadas discos.

Se subdivide en cinco segmentos o regiones:

1. Segmento cervical: comprende siete vértebras cervicales que forman el cuello. Pequeñas y móviles, permiten el movimiento de la cabeza; son menos estables y están menos protegidas por grasa y músculos, es decir, están más cerca de la piel.

2. Segmento torácico y dorsal: está constituido por doce vértebras en las que están fijadas las costillas (doce pares).

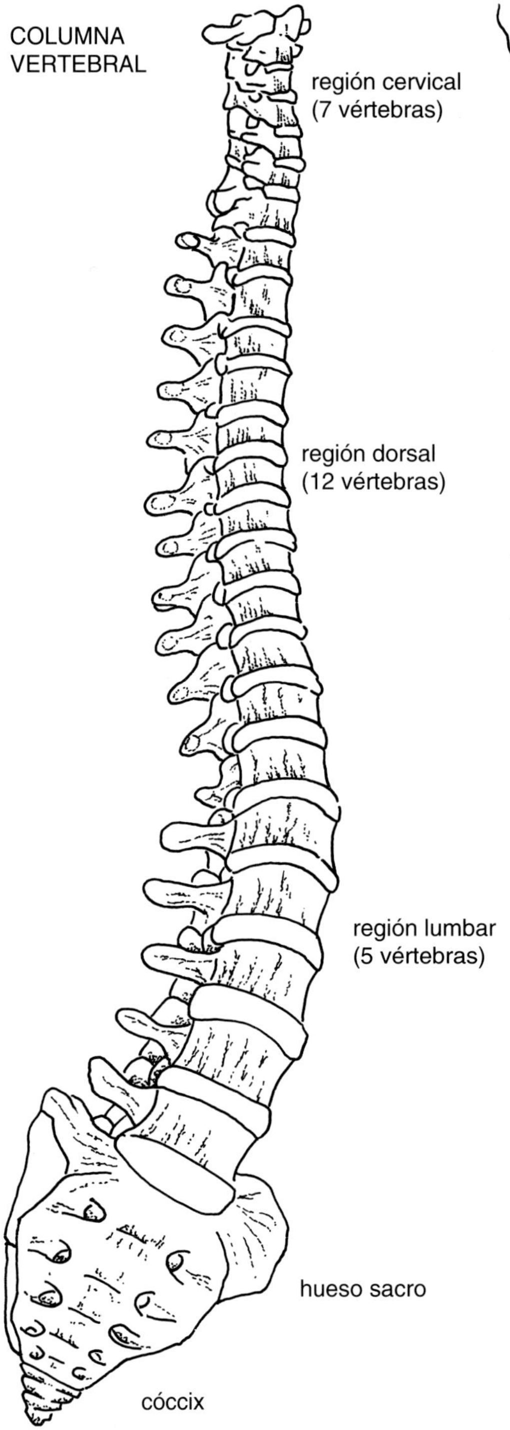
COLUMNA
VERTEBRAL
región cervical
(7 vértebras)
región dorsal
(12 vértebras)
región lumbar
(5 vértebras)
hueso sacro
cóccix

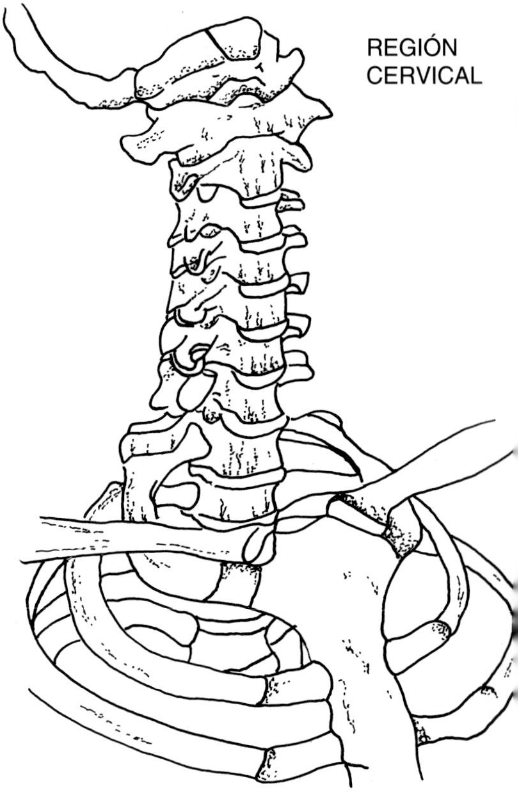
REGIÓN
CERVICAL

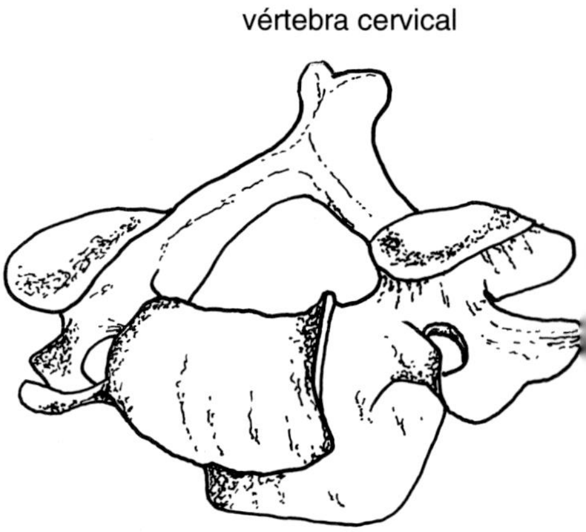
vértebra cervical

REGIÓN
DORSAL

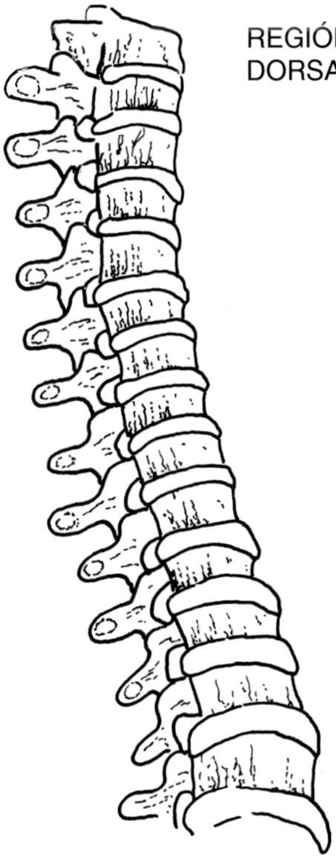

REGIÓN
LUMBAR

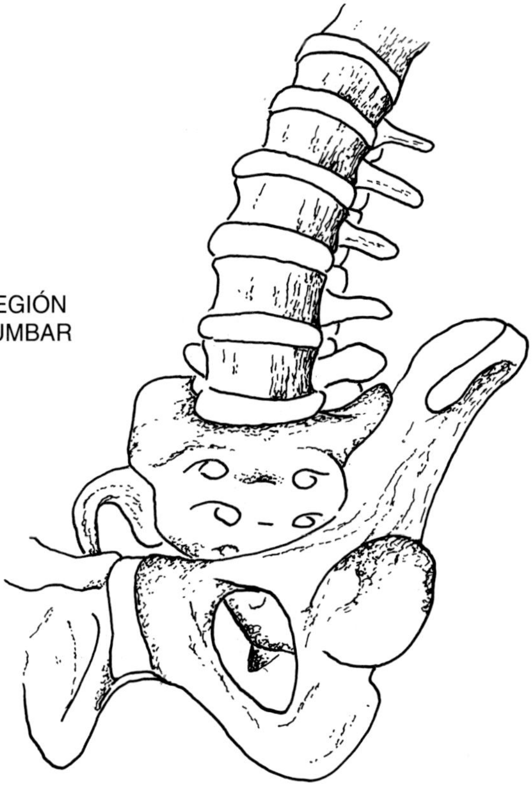

vértebra dorsal

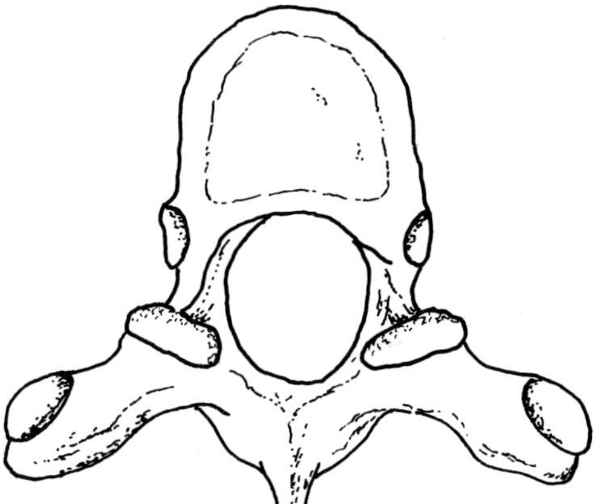

vértebra lumbar

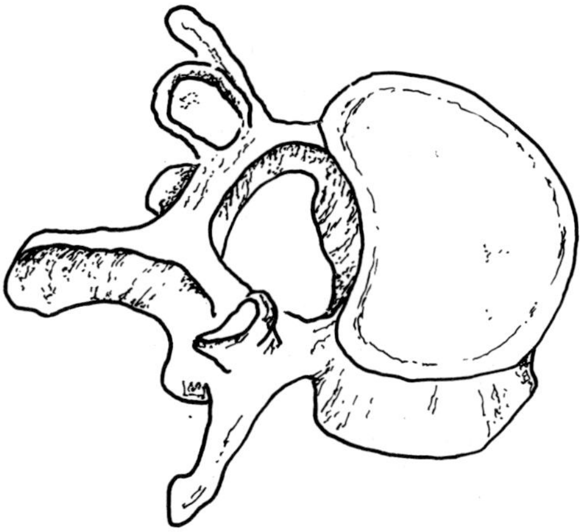

3. Segmento lumbar: está formado por cinco vértebras, las de mayor tamaño, que tienen la función de sostener el peso del cuerpo y están bien protegidas por tres/seis centímetros de grasa, músculos y piel.

4. Segmento sacro: el llamado hueso sacro está constituido por cinco huesos y forma la parte posterior de la pelvis. No es móvil.

5. Segmento cóccixgeo: el cóccix es, en el proceso evolutivo de la especie humana, el último de la cola. Está formado por cuatro (a veces cinco) vértebras completamente soldadas y fundidas en un único hueso con forma de pico (del griego coccyx, *cuco).*

Los dos últimos segmentos no son móviles y por ello no tienen discos. Los ejercicios presentados en este libro se ocuparán sobre todo de los tres primeros sectores: cervical, torácico y lumbar.

Cada vértebra tiene tres protuberancias en forma de aguijón, más dos parejas de protuberancias que constituyen las junturas y que están recubiertas por un cartílago liso y blanco. Cuando, a causa de un desgaste (deterioro, edad avanzada, excesiva presión), este cartílago se vuelve irregular, los huesos se rompen y se acusa dolor.

Los discos, situados entre vértebra y vértebra en los tres primeros segmentos, son verdaderos amortiguadores: ayudan a sostener el peso y a absorber los traumas. Su parte exterior consiste en una estructura radial (en forma de anillo) y la interior en un núcleo gelatinoso formado en gran parte por agua. La parte externa, el anillo, hace que el disco sea muy elástico y robusto; la parte interna, el núcleo, garantiza el efecto amortiguador.

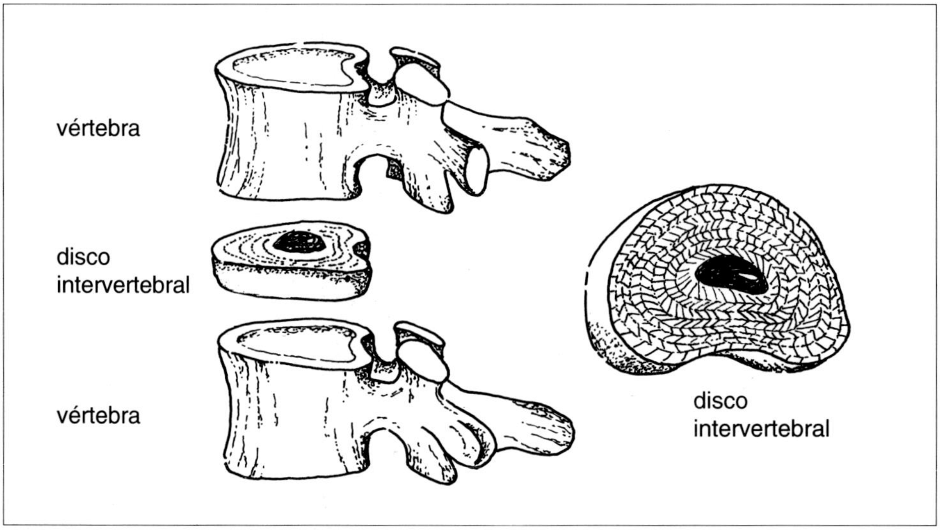

Estructura muscular

Está constituida, en líneas generales, por dos grandes grupos de músculos: el gran dorsal, desde los riñones hasta las axilas, y el trapecio, desde la nuca hasta

MUSCULATURA POSTERIOR DEL TRONCO

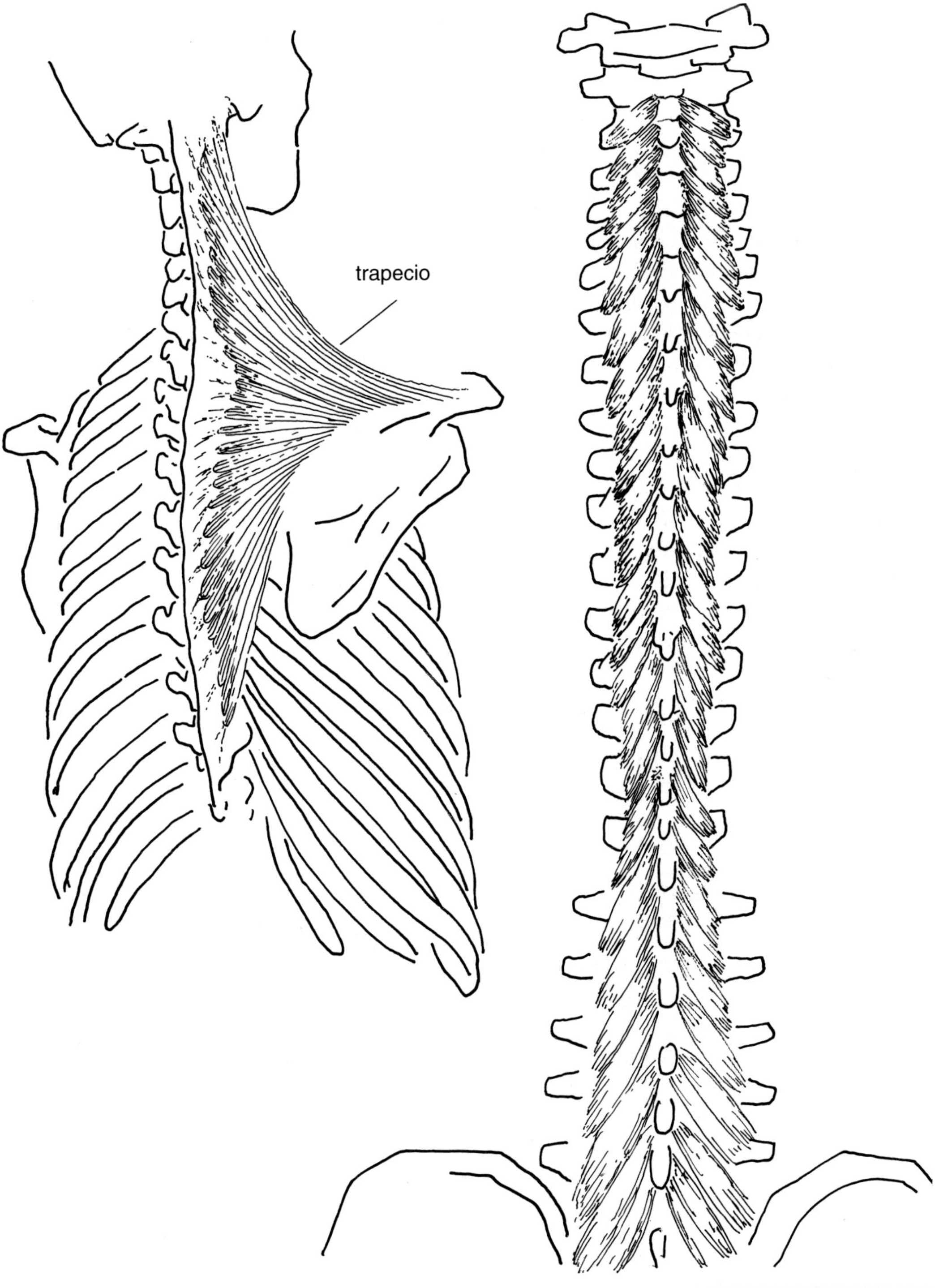

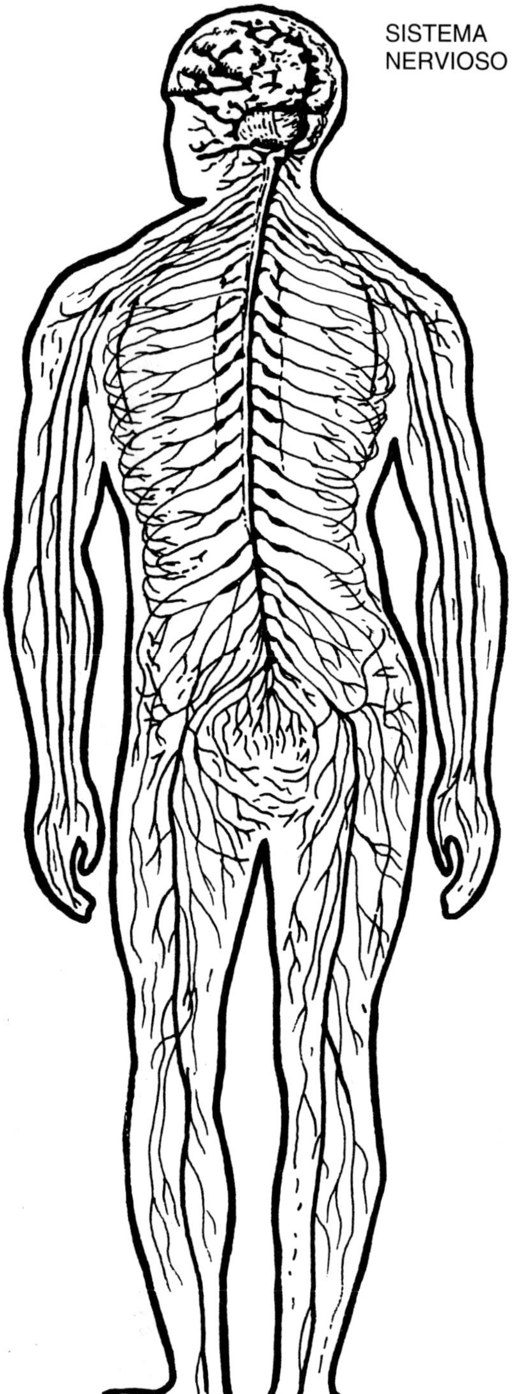
SISTEMA
NERVIOSO

los hombros, y por muchos músculos pequeños, cortos y potentes, que permiten ejecutar los diferentes movimientos de flexión (flexión hacia delante), extensión (flexión hacia atrás), inclinación lateral, rotación, y gracias a los cuales las vértebras se mantienen unidas.

A veces el dolor de espalda se debe a contracciones musculares, a un espasmo muscular, que puede generarse por el dolor de una juntura desgastada, por el miedo al dolor, por tensiones emotivas.

Estructura nerviosa

Es muy compleja, irradia a todas las vértebras, pone en contacto las diferentes partes del cuerpo con la columna vertebral y con la médula espinal, y a ésta con el cerebro. Es una tupida telaraña formada por la pareja de nervios que surge de las pequeñas aberturas cercanas a las protuberancias óseas de las vértebras.

Estas ramificaciones llegan a los hombros y a los brazos desde el segmento cervical; desde el segmento lumbar las raíces nerviosas se unen y forman el nervio ciático, que desciende a lo largo de la parte posterior de las piernas.

La pequeña abertura de la que parte el nervio se determina por el espesor del disco. Si éste pierde volumen, se aplana, el nervio se comprime, es «pellizcado» y aparece el dolor, un dolor que también puede sentirse a lo largo de toda su ramificación (en el brazo o en la pierna).

Significado simbólico del dorso

En toda civilización y en toda época, la parte dorsal de nuestro cuerpo ha adoptado significados simbólicos diferentes e importantes.

En Occidente, estos significados han estado caracterizados por una cierta ambigüedad, casi negativa. Generalmente, esta parte del cuerpo se considera «secundaria», mientras que la «fachada» es más importante. Simboliza lo invisible real, contrapuesto a lo invisible ilusorio. Esotéricamente representa «el mundo al revés»: la danza de las brujas se efectuaba espalda contra espalda; o bien, era considerada también sede del líquido seminal (para los griegos, el líquido seminal, originado en el cerebro, pasaba después a la médula espinal).

En los últimos tiempos han aparecido muchos estudios y análisis sobre la fisonomía del dorso y el significado de las posturas.

Por ejemplo: el encurvamiento de la espalda es típico de las personas cansadas, deprimidas, sin energía; la rigidez, sobre todo en el espacio lumbar, sería característica de personas coherentes, que no se doblan (más bien se rompen), que tienden a ignorar lo que está detrás y en cambio cuidan la forma, la fachada. Molestias en la zona del cuello serían somatizaciones de cargas afectivas excesivas difícilmente soportables, exceso de responsabilidad, «peso de los pensamientos». El espacio dorsal somatiza estados emocionales y afectivos, mientras que el espacio sacro-lumbar guarda relación con la sexualidad y el instinto.

En cambio, en Oriente, la espalda, como sede de la columna vertebral, expresa una analogía filosófica entre el microcosmos (cuerpo humano) y el macrocosmos (universo). La espalda y la columna vertebral (o espina dorsal) son base y fundamento del cuerpo y, por consiguiente, del universo en su totalidad. En todo el Oriente (China, Japón, Tibet, India), con pequeñas variantes, se han desarrollado filosofías que, a través de la concentración y una precisa práctica de ejercicios respiratorios, abren las puertas de la inmortalidad o, simplemente, del conocimiento y el control de la energía.

Asimismo, debido a la correspondencia micro-macrocósmica, columna vertebral-columna que rige el mundo entero, nuestra espalda se convierte en la Montaña Cósmica (Monte Meru para los hindúes), una especie de axis mundi, *un gran falo divino con algunos centros especiales de concentración de energía* (Cakra *pronunciado* chiakra, *significa «rueda»), sobre los que gravitan los canales de circulación de la energía, y que se activan con ejercicios especiales para acceder al conocimiento supremo, al conocimiento cósmico.*

Bellísima concepción, quizá la más elevada que ha sido formulada por el pensamiento humano.

En la India, todos los templos hindúes tienen en la entrada una gran columna vertebral, que precisamente representa la pilastra sobre la que se rige todo: el templo, la espiritualidad.

CÓMO COMPORTARSE CON LA PROPIA ESPALDA

Antes de pasar a ilustrar los ejercicios, ofrecemos algunas indicaciones fundamentales sobre cómo tratar la propia espalda durante la vida diaria.

En caso de ataque agudo

- *Reposo absoluto en la cama. Huir en seguida de la aplastante influencia de la fuerza de gravedad y estirarse en la cama, o bien en el suelo, y apoyar las piernas, estiradas, en la misma cama o en una silla.*

- *Si se está estirado sobre la espalda, poner una almohada bajo las rodillas; si se está estirado sobre el abdomen, colocar la almohada bajo éste; si, en cambio, se está estirado sobre una cadera, poner la almohada entre las piernas.*

- *Para levantarse de la cama, girar sobre una cadera, hacer bajar las piernas y, con ayuda de las manos, alzar el tronco.*

- *Para levantarse de pie, situar un pie delante y otro detrás; apoyar las manos en las rodillas y hacer fuerza con los brazos sobre las piernas.*

- *Es muy importante la actitud mental: calma y relajación. Evitar contraer los músculos, respirar profundamente y abandonarse a la pasividad; descansar.*

- *Cuando ya haya pasado la crisis aguda y aún en la cama, realizar algunos ejercicios sencillos: el ejercicio n.° 1 durante bastante tiempo y repetidamente; después el n.° 2, el 3 y el 4.*

De pie

• *Asegurarse siempre de mantener el abdomen hacia dentro, hombros y espalda erguidos. La figura 5 muestra el error más difundido y cómo no se debería estar (encurvamiento del punto lumbar y, consiguientemente, abdomen y glúteos salientes). La figura 6 muestra la posición correcta de la pelvis.*

• *Si se trabaja sobre un plano de apoyo, controlar que esté suficientemente alto para tener los codos en ángulo recto; situar un pie sobre un plano más elevado.*

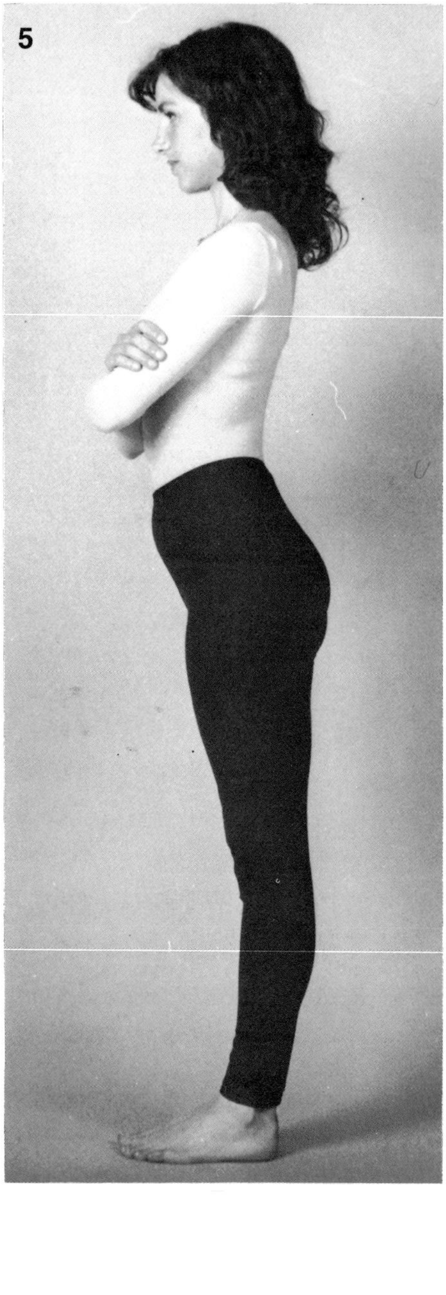
5

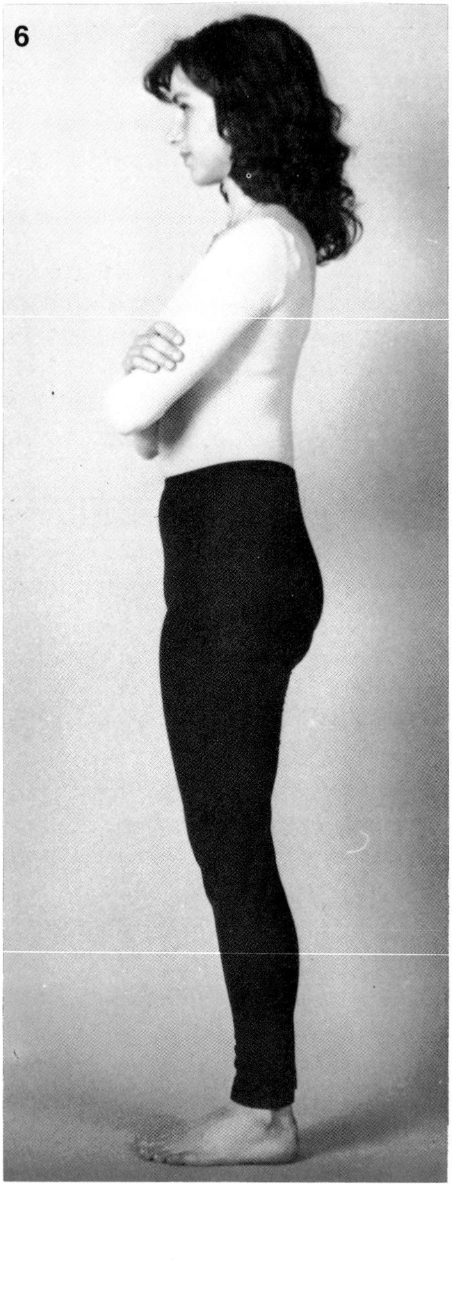
6

• *Evitar encurvar la espalda mientras se trabaja en el jardín, se juega con niños pequeños o se realizan las tareas domésticas: agacharse sobre las dos piernas (fig. 7), o al menos sobre una (fig. 8). Agacharse proporciona una maravillosa sensación de descanso y alivio a la espalda.*

• *Evitar el encurvamiento: para poner un objeto en una estantería alta usar una escalera o una silla.*

• *Evitar los tacones altos, sobre todo durante el embarazo.*

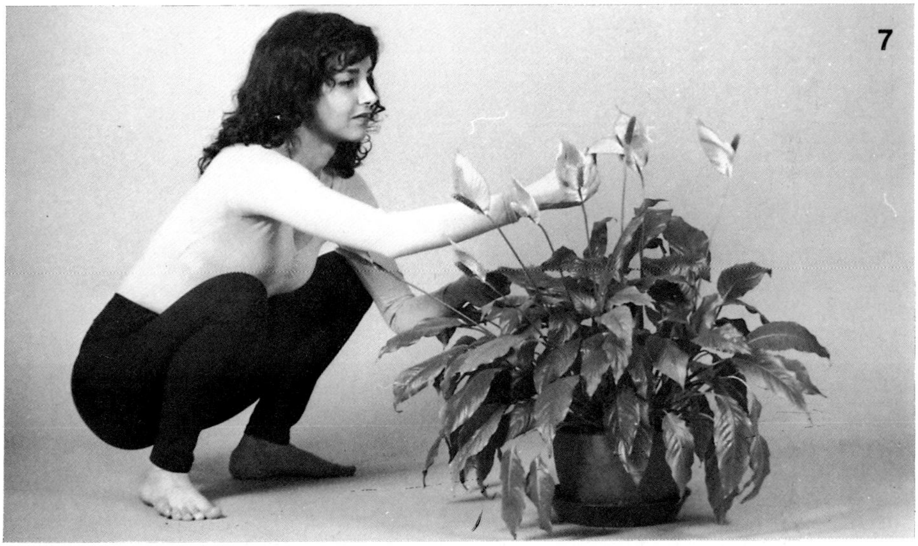

7

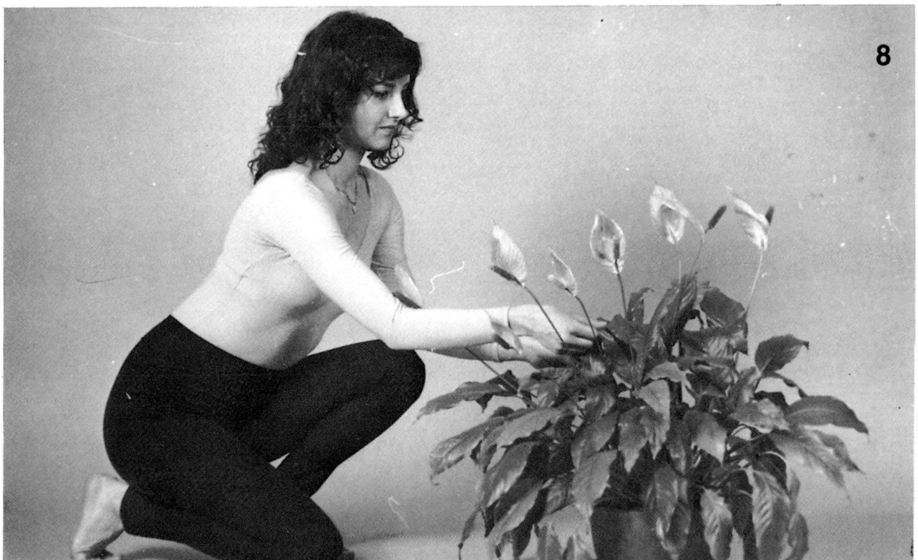

8

Sentados

- *No permanecer nunca sentados durante un largo tiempo; cambiar a menudo de posición y poner bajo los pies un par de cojines, una guía telefónica o cualquier otro objeto.*

- *Asimismo, puede ser provechoso cruzar las piernas (porque una rodilla estará más alta que las caderas), pero es preferible apoyar el tobillo de una pierna sobre la rodilla de la otra; de vez en cuando, poner el pie sobre el borde de la silla y abrazar la rodilla.*

- *La silla debería tener el asiento ligeramente inclinado hacia delante para tener la espalda en una posición más derecha y natural.*

- *Apoyarse en un respaldo y poner una almohada detrás de los riñones.*

- *Evitar tener la espalda curvada o torcida; sobre todo evitar estar durante mucho tiempo inclinados hacia delante.*

Levantamiento y desplazamiento de objetos

- *Para levantar cualquier objeto, doblar las piernas y mantenerlo cercano al cuerpo.*

- *Para desplazar un objeto pesado, empujarlo con la espalda y sino con los brazos.*

- *Para llevar un paquete pesado, si es posible, dividirlo en dos bolsas para repartir así el peso entre los dos brazos.*

El descanso nocturno y diurno

- *Dormir sobre un colchón rígido, que no deforme, y con una pequeña almohada bajo la cabeza para mantenerla alineada con el resto del cuerpo.*

- *Evitar dormir sobre el abdomen. Si no es posible evitarlo, poner una almohada bajo la pelvis.*

- *Mejor dormir sobre una cadera: si se tiene el estómago vacío, sobre el derecho, aunque no se debería ir a dormir con el estómago lleno. Si también duele la espalda en esta postura, poner una almohada entre las rodillas.*

• *Si se duerme sobre la espalda, poner una almohada bajo las rodillas.*

• *Si se duerme en un sofá, poner los pies sobre el brazo del sofá y una almohada bajo la cabeza.*

Vida sexual

En efecto, el dolor de espalda puede impedir mantener relaciones sexuales satisfactorias, pero también es posible proteger la espalda y a la vez desarrollar una actividad sexual normal.

• *Primera precaución: robustecer los músculos abdominales.*

• *Segunda precaución: evitar encurvamientos excesivos, pesos excesivos, las mismas posiciones durante mucho tiempo.*

Adoptar posiciones confortables, que no cansen la espalda. Por ejemplo: estirados sobre una cadera, los dos en la misma dirección, la mujer da la espalda al hombre. O bien, también sobre una cadera, pero cara a cara. O bien, el hombre sobre una cadera y la mujer sobre la espalda, perpendicular a él, con las dos piernas sobre el cuerpo del hombre, o una pierna encima y la otra situada entre las del hombre.

Embarazo y puerperio

• *El cuerpo que debe transportar a un bebé que todavía no ha nacido o que acaba de nacer, ha alterado su mecánica y por ello debería prepararse para la nueva situación. Más adelante (pág. 102) indicaremos los ejercicios más adecuados, que tienen como finalidad esencial fortalecer los músculos abdominales y dar movilidad a la pelvis para no forzar la espalda.*

• *Levantar al niño teniéndolo cerca del cuerpo.*

• *Llevarlo a paseo en mochila sobre el pecho, con la cara hacia la madre.*

Conduciendo, de viaje, en el avión

• *Para entrar en el coche, dar la espalda al coche, sentarse, levantar las dos piernas e introducirlas en el coche; para bajar, invertir las operaciones.*

• *No estar curvados hacia delante, sino tener toda la espalda, el cuello y la cabeza bien apoyados en el respaldo; poner una almohada bajo los riñones.*

- *Interrumpir la conducción al menos cada hora y caminar un poco.*

- *De vez en cuando, levantar una pierna y apoyar el pie sobre el asiento.*

- *En los viajes largos, en tren o en avión, cambiar a menudo de posición, poner un alza bajo los pies y una almohada bajo los riñones; de vez en cuando, apoyar un pie en el borde del asiento y abrazar la rodilla.*

Vida sedentaria y deporte

- *Evitar a toda costa la vida sedentaria y los períodos largos de inmovilidad en general.*

- *Evitar también los deportes violentos o fatigosos (judo, esquí acuático, motocross, alzamiento de pesas, footing, equitación). De todas formas, ya que es mejor sentirse activo que medio inválido, si se desea practicar alguno de estos deportes se puede hacer con algunas precauciones: uso de calzados adecuados, al elevar las pesas doblar las piernas, uso de faja o venda elástica que sostenga bien la zona lumbar.*

- *Cuidado con los tres movimientos peligrosos; alzamiento de pesos, encurvamiento de la espalda (por ejemplo, tenis en el momento del servicio) y rotación excesiva (golf, squash, esquí, aunque quien esquía bien gira las piernas y no la espalda).*

- *Un deporte beneficioso es el ciclismo, porque mantiene la cadera en la posición correcta.*

SEGUNDA PARTE

ACTUAR EN NUESTRA ESPALDA

Ahora ilustramos la gimnasia específica para prevenir y para vencer el dolor de espalda, o bien, si esta parte del cuerpo no es problemática, para mejorar nuestra forma física.

Ya que el dorso está formado por diversas estructuras, tendremos que actuar sobre ellas de modo diferente: la estructura ósea y articulatoria precisará más flexibilidad y agilidad, en tanto que la muscular exigirá robustez.

Asimismo, presentaremos ejercicios para desarrollar otros grupos de músculos que pueden proteger la espalda y ejercicios de relajación, útiles para afrontar el estrés y para eliminar contracciones musculares debidos tanto a tensiones psíquicas, como a reacciones emocionales excesivas ante el dolor (miedo, rigidez, defensa).

Casi todos son ejercicios de yoga, que es, desde nuestro punto de vista, una gimnasia armónica capaz de vencer realmente el dolor de espalda, actuar con extrema precisión en cada parte de nuestro cuerpo, movilizar todas las articulaciones y, finalmente, ofrecer una profunda y regeneradora relajación.

ADVERTENCIAS PARA LA PRÁCTICA

1. No practicar gimnasia en fase aguda de ataque de dolor de espalda; en efecto, en este caso es necesario un reposo absoluto.

2. Realizar los ejercicios siempre con mucha calma, tranquilidad y delicadeza hacia uno mismo.

3. La respiración, salvo otras indicaciones, siempre debe ser regular y profunda.

4. Salvo otras indicaciones, los ejercicios se pueden realizar en cualquier momento del día.

5. Es necesario constancia y determinación, por lo que se dedicará un poco de tiempo a la gimnasia todos los días.

6. Invertir toda la sensibilidad e inteligencia posibles: sensibilidad para oír las sensaciones y las reacciones del propio cuerpo, ya que las sensaciones guiarán la práctica; inteligencia para evitar ejercicios y movimientos inútiles o perjudiciales en la vida diaria. Cuidado con no anular el beneficio que ofrece la gimnasia adoptando hábitos o posturas erróneas.

Mientras se hace trabajar una parte del cuerpo, evitar contraer inútilmente las otras partes.

7. Seguir con mucha precisión todas las indicaciones ofrecidas.

8. Generalmente, quien tiene dolor de espalda a causa de un desgaste debe evitar los ejercicios de flexión hacia atrás (extensión); en cambio, quien tiene problemas de disco saliente o de nervio comprimido debe evitar la flexión hacia adelante. En ambos casos, cuando haya mejorado su situación podrá intentar realizar todos los ejercicios, pero siempre sin forzar.

9. En la medida de lo posible, probar todos los ejercicios para poder escoger los más eficaces, y también realizarlos siempre con fin preventivo.

10. Los afortunados que no tienen dolor de espalda y únicamente quieren mejorar su forma física, no deben realizar sólo los ejercicios difíciles (véanse los de la secuencia para atletas y bailarinas en la pág. 110). En efecto, es conveniente realizar también los fáciles, porque frecuentemente, aun en su simplicidad, tienen una extraordinaria eficacia.

EL ARTE DE LA RELAJACIÓN

Siempre es conveniente practicar una pequeña relajación antes de empezar con los ejercicios y después de haberlos terminado. El cuerpo realizará mejor las posiciones y los movimientos y, al final, si nos sentimos un poco cansados, la relajación nos proporcionará un agradable efecto de regeneración física y psíquica.

La relajación es tan importante que se debería llevar a cabo en cualquier momento del día, en el momento en que se sienta cansancio o tensión. De esta forma se evitaría la acumulación de toxinas y formación de contracciones musculares permanentes, con rigidez crónica.

Y su acción no se limita al cuerpo: también se extiende a la psique y a la mente. Proporciona calma, descanso, seguridad, regenera el sistema nervioso, permite recuperar energías físicas, psíquicas y mentales.

Relajación de los tres puntos

Si centramos el proceso de relajación en un punto, ésta tenderá a difundirse desde ese punto. Por consiguiente, nosotros relajaremos los tres puntos clave y desde estos puntos la relajación se extenderá a todo el cuerpo.

Primer punto: la ingle

En decúbito supino (echado boca arriba), mantener las piernas dobladas o poner una almohada bajo las rodillas. Concentremos nuestra atención en la ingle y en el interior de los muslos. Relajemos esta zona y automáticamente también se relajarán los pies, las piernas, los glúteos y el abdomen. Las piernas se hacen pesadas; si se estiran las piernas en el suelo, los pies deben quedar con las puntas hacia afuera.

Segundo punto: los músculos pectorales

Los relajamos durante una espiración, dejamos aflojar el tórax en el suelo y, automáticamente, se relajarán manos, brazos, hombros, nuca y todos los músculos intercostales.

Tercer punto: la lengua

Sentimos que se hace grande y que cada vez ocupa más espacio en la boca. Los dientes ya no se tocan, los labios se rozan. Se relajarán todos los músculos faciales, los ojos, los párpados (inmóviles y extendidos sobre los ojos), la frente y el cuero cabelludo.

Quedémonos relajados durante bastante tiempo y observemos cómo se difunde y se hace profunda la relajación.

Distensión de la columna vertebral

Sentados con la pierna izquierda doblada, el pie cerca del muslo derecho; la pierna derecha doblada hacia atrás, con el pie hacia afuera, cerca del glúteo.

Inspirando, estirar la espalda hacia arriba y llevarla al muslo izquierdo. De esta forma, la rodilla se encontrará en el centro del pecho. Apoyar la frente en el suelo y alargar los brazos en la prolongación del tronco (fig. 9).

Permanecer durante un rato en la misma posición. De vez en cuando, inspirando, estirar la espalda para extender y separar las vértebras lo máximo posible.

Respirar profundamente.

Después de permanecer en esta posición durante el tiempo deseado, enderezarse, esperar un poco y seguidamente repetir el ejercicio con la otra pierna. Posición perfecta para estirar la columna vertebral y al mismo tiempo relajar los músculos de la espalda.

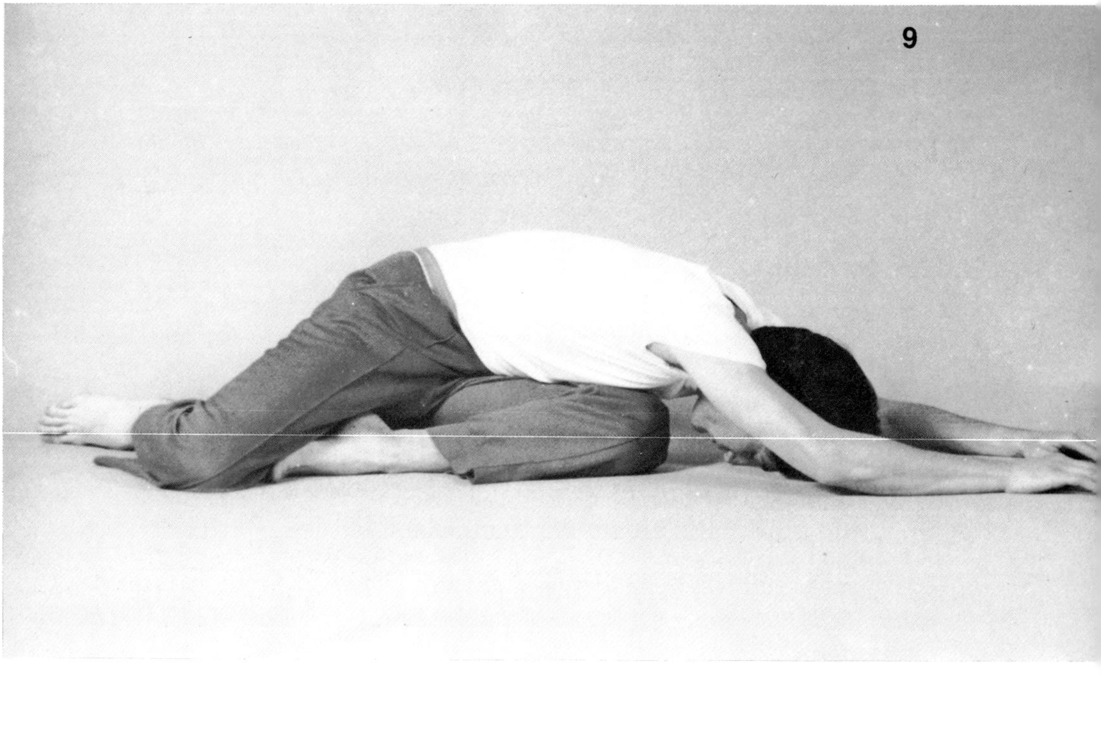
9

EJERCICIOS DE RÁPIDA INTERVENCIÓN PARA TODA LA COLUMNA VERTEBRAL

Ejercicio n.° 1

Ejercicio fácil, se puede realizar en cualquier momento del día, incluso al despertar, antes de levantarse de la cama.
Posición de partida: echados boca arriba, o de pie y apoyados en una pared. Posee un rápido efecto relajante en toda la espalda y especialmente en la zona lumbar.
Hace girar la pelvis en la correcta posición; ejercita una presión alternada sobre el abdomen y, por consiguiente, también puede ser útil para estimular su funcionamiento.

• Estirados boca arriba, abrazar la rodilla derecha y llevarla hacia la barbilla. Relajar toda la zona de la ingle derecha y mantener relajada la pierna izquierda, evitando contraerla o despegarla del suelo (fig. 10).

• Mantener la posición al menos durante diez respiraciones tranquilas y profundas, y seguidamente volver a llevar la pierna al suelo. Después de una pequeña pausa, repetir el ejercicio, esta vez con la pierna derecha.

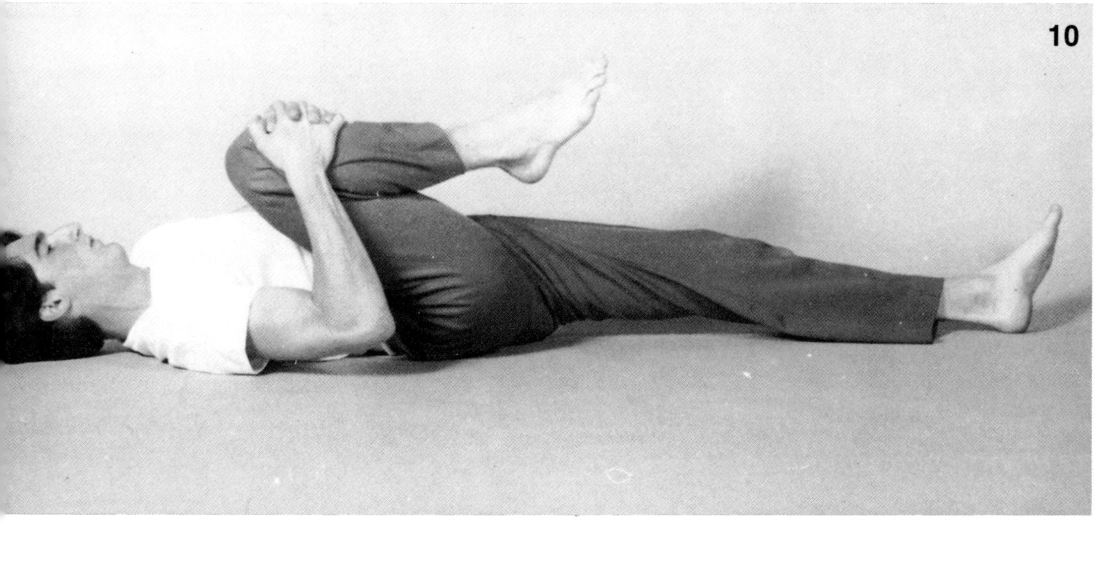
10

Ejercicio n.° 2

Ejercicio fácil, se puede realizar en cualquier momento del día, incluso al despertar, antes de levantarse de la cama. Posee un efecto relajante y de estiramiento de todo el dorso.

• Echados boca arriba, abrazar las dos piernas juntas pero sin apretar demasiado. Llevar la barbilla haciadentro de manera que también se estire la nuca. Mantener la posición al menos durante diez respiraciones (fig. 11).

• Para terminar, llevar los pies al suelo lentamente intentando mantener la pelvis girada, exactamente en la posición en la que se encontraba cuando las rodillas estaban abrazadas.

11

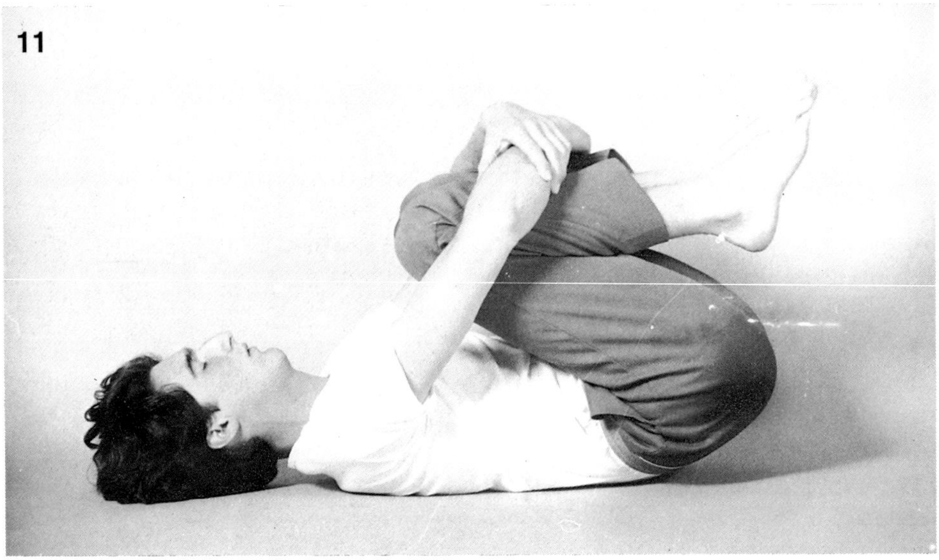

12

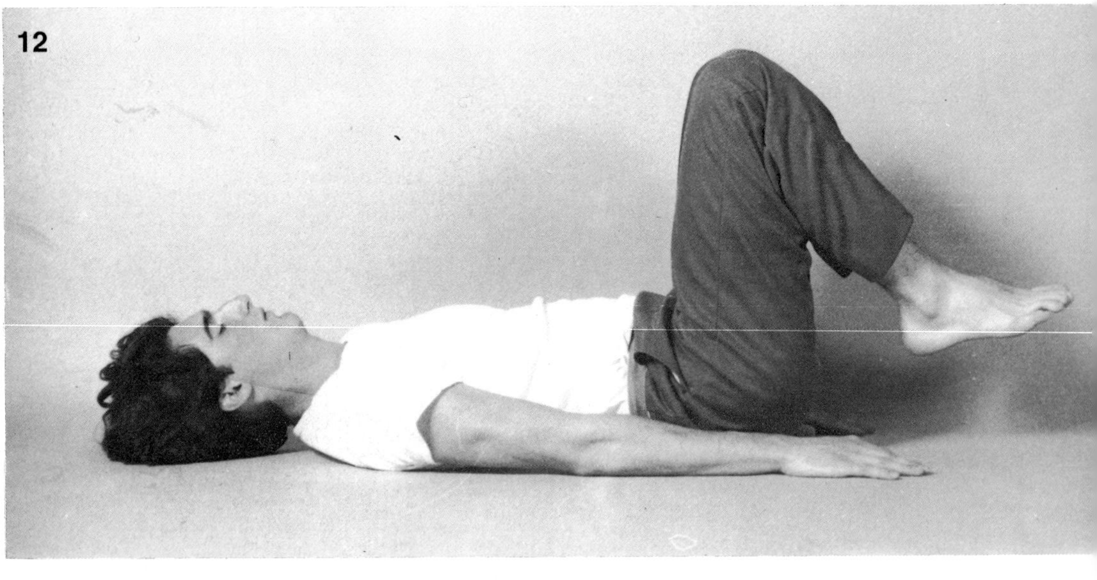

Ejercicio n.° 3

Ejercicio de dificultad media, se puede realizar en cualquier momento del día, incluso antes de levantarse de la cama. Ligera rotación con efecto relajante y de distensión en toda la musculatura pequeña y corta de la columna vertebral.

• Echados boca abajo, recoger las piernas en el pecho y mantener los brazos abiertos en cruz (fig. 13).

• Girando la pelvis, llevar las piernas hacia el lado izquierdo, sobre el suelo, mientras la cabeza gira hacia la derecha y, suavemente, dirigir las rodillas hacia la axila izquierda (fig. 14). Quedarse en esta posición durante cinco respiraciones, y luego estirar las piernas en el suelo.

• Después de una pausa, repetir el ejercicio hacia la derecha (fig. 15).

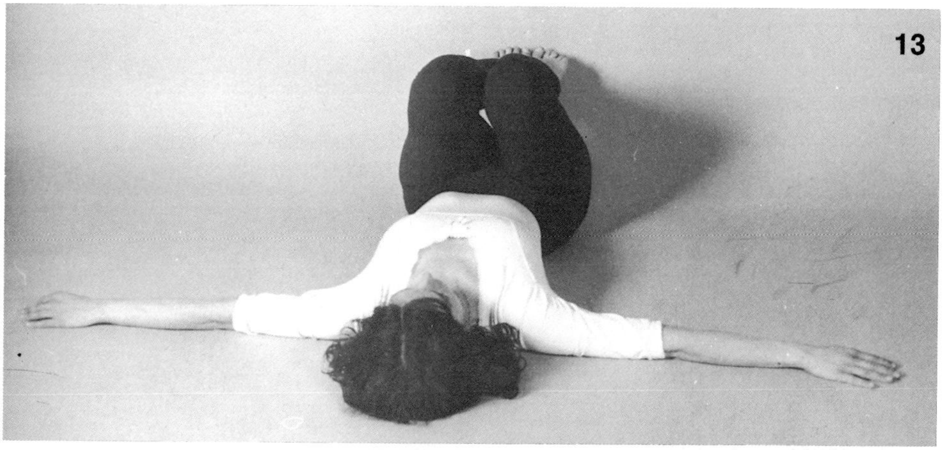

13

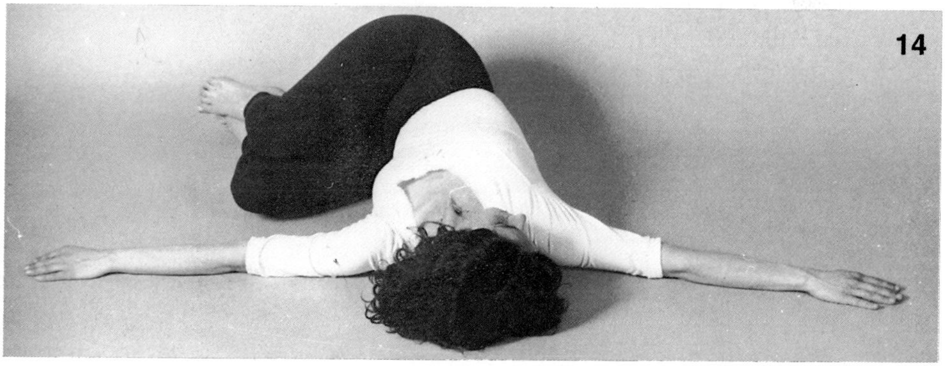

14

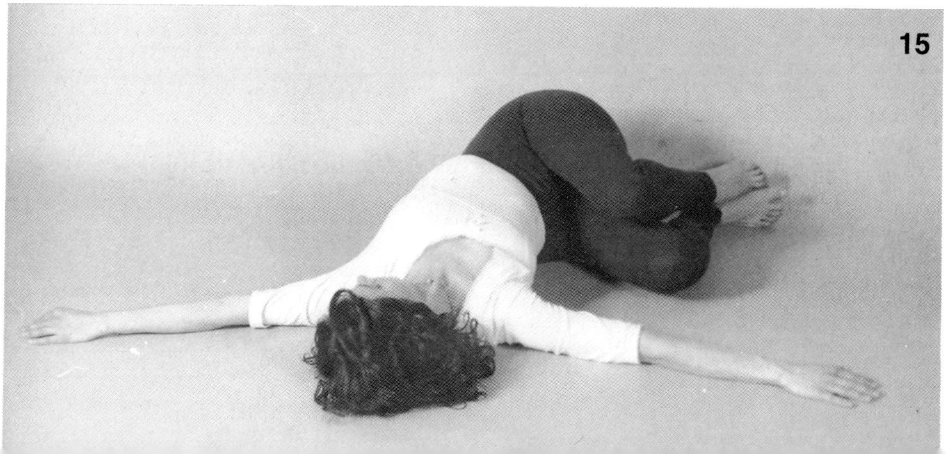

15

Ejercicio n.° 4

Fácil, se puede realizar en cualquier momento del día, sentados o de pie y más de una vez al día. Practicar un masaje vigoroso en el punto lumbar con movimientos verticales, horizontales y en diagonal (fig. 16).

16

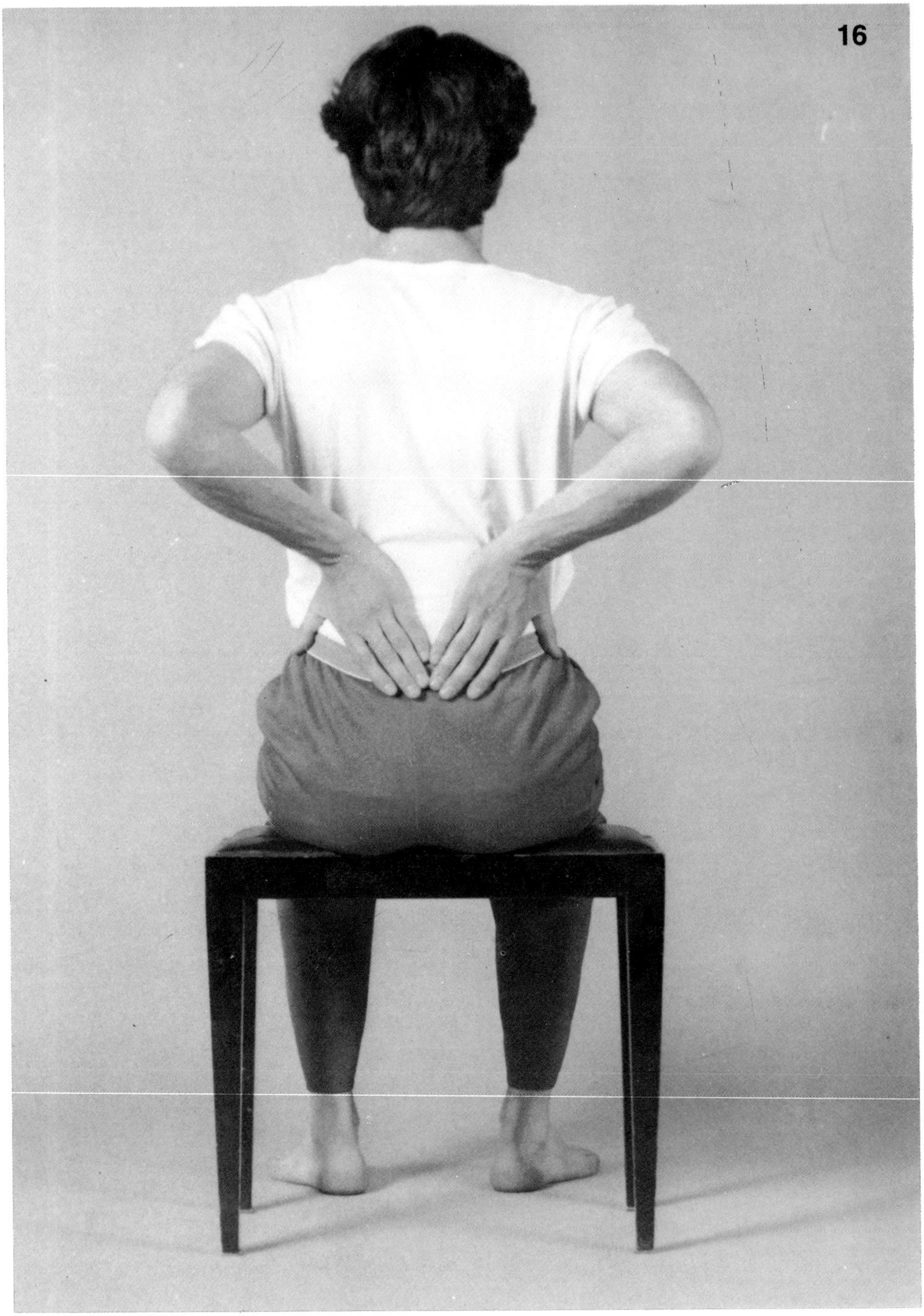

Ejercicio n.° 5

Dificultad media, se puede realizar en cualquier momento del día. Perfecto para estirar todo el dorso.

17

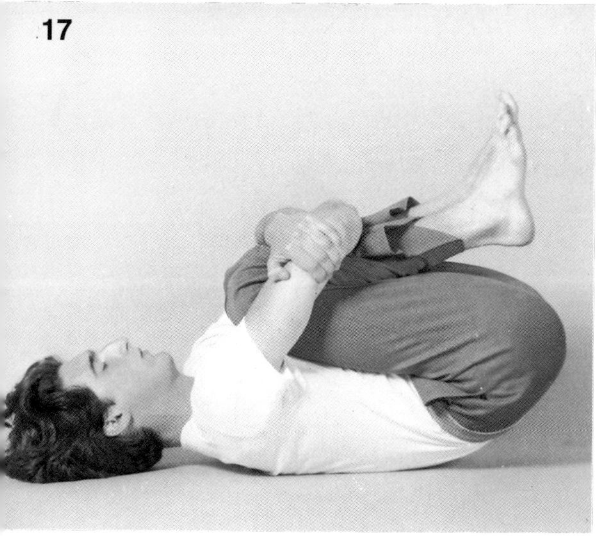

- En decúbito supino (echados boca arriba), recoger las piernas hacia el pecho durante una lenta espiración, abrazar las rodillas y llevarlas hacia la barbilla para levantar del suelo las vértebras sacras (fig 17).

- Siempre durante la espiración, levantar también la cabeza intentando tocar con la frente las rodillas (fig. 18).

- Inspirando, estirar piernas, cabeza y brazos en el suelo.

- Después de una pausa en alguna respiración, repetir al menos cuatro veces.

18

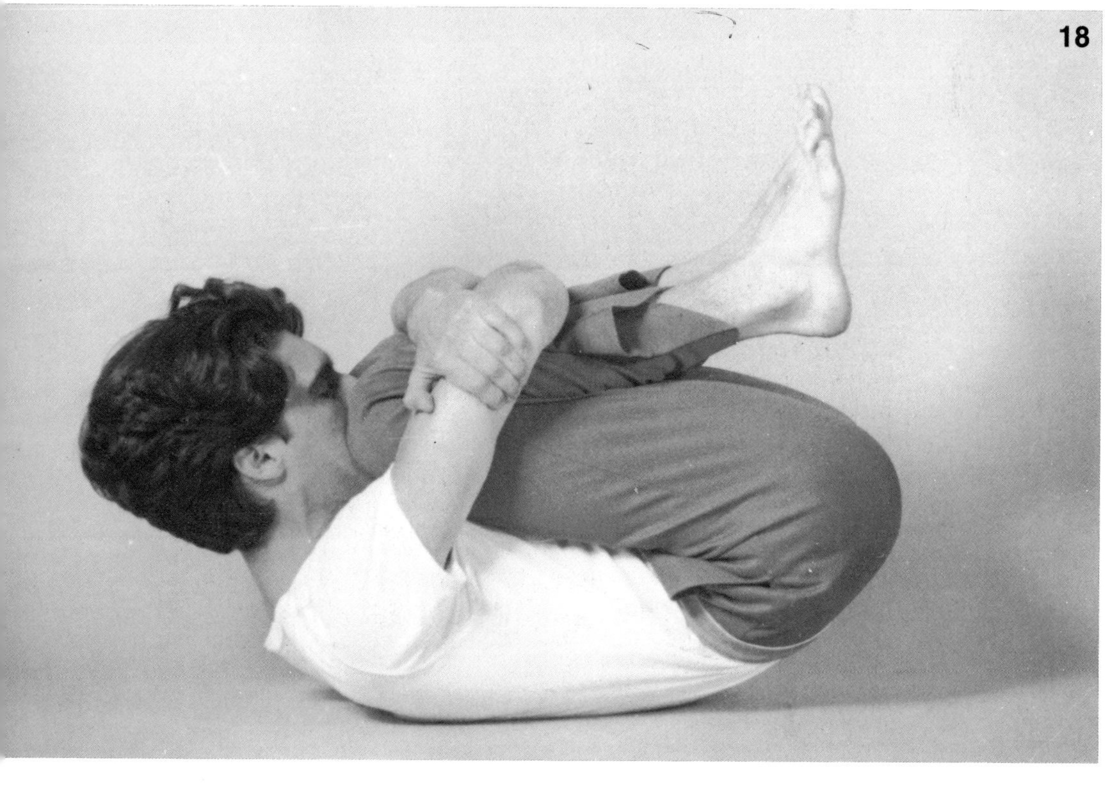

Ejercicio n.° 6

Fácil, se puede realizar en cualquier momento del día. Relaja y descongestiona todo el dorso.

• En decúbito supino, piernas dobladas, con los pies en el suelo muy distanciados y cercanos a los glúteos, manos con los dedos entrelazados bajo la cabeza, codos en el suelo.

• Las rodillas en el suelo hacia la izquierda: empujar con la rodilla derecha intentando tocar el suelo, mientras la otra pierna permanece relajada con la rodilla (izquierda) en el suelo (fig. 19).

• Después de tres respiraciones, ir hacia la derecha: la rodilla izquierda trabaja mientras la derecha permanece relajada en el suelo.

• Repetir al menos veinte veces.

19

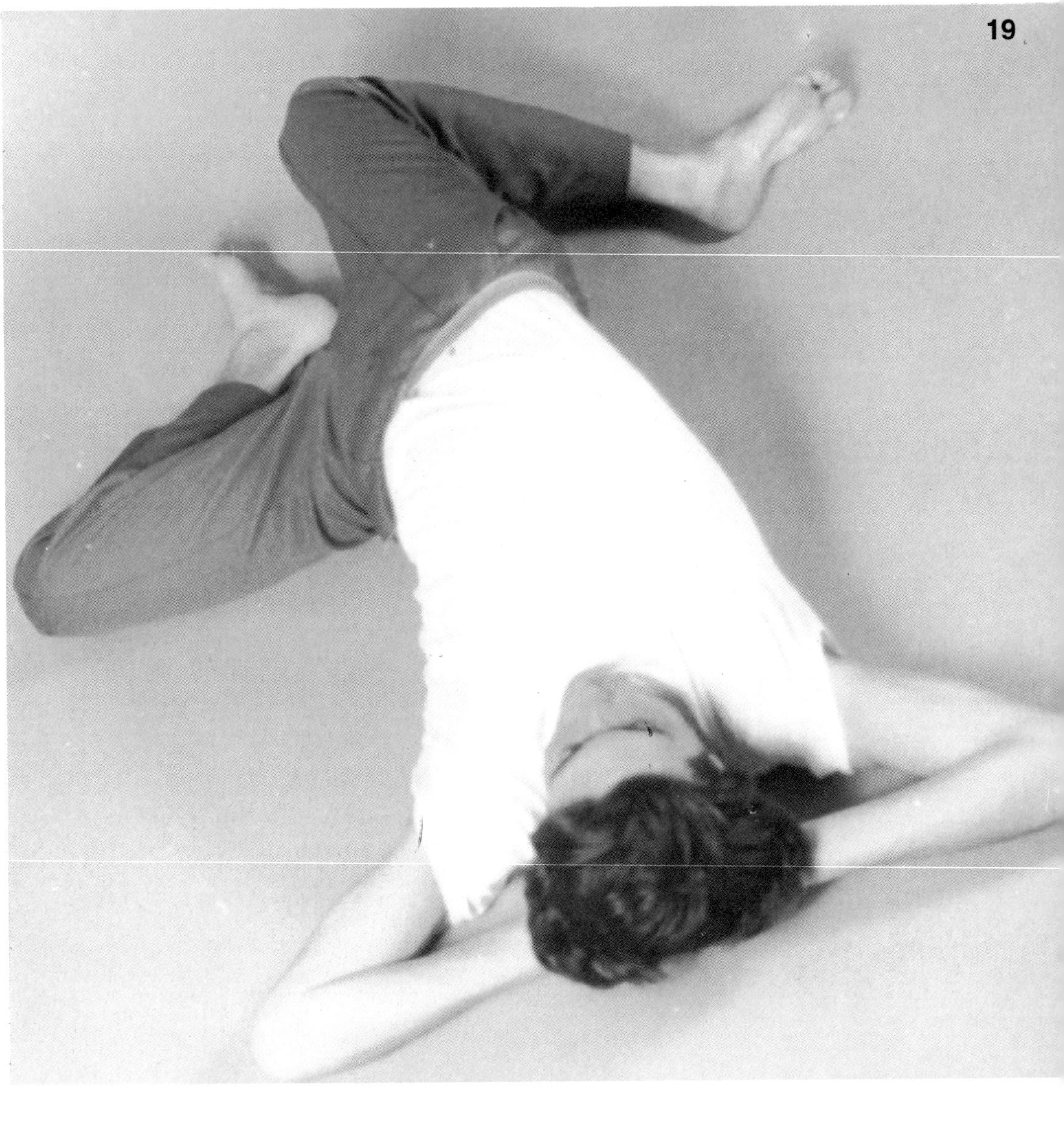

Ejercicio n.° 7

Fácil, se puede realizar en cualquier momento del día. Favorece la flexibilidad de la columna vertebral.

- En decúbito supino (echados boca arriba), piernas dobladas con los pies en el suelo.

- Espirando lentamente, girar la pelvis (llevar el hueso del pubis hacia el ombligo) usando solamente los músculos abdominales. Las vértebras lumbares tocan el suelo, los glúteos se levantan del suelo. Levantar también la cabeza para mirar el ombligo (fig. 20).

- Inspirando lentamente, poner la cabeza y los glúteos en el suelo y curvar la espalda el máximo posible, pero sin ayudarse con los brazos (fig. 21).

- Continuar esta alternancia al menos durante diez respiraciones.

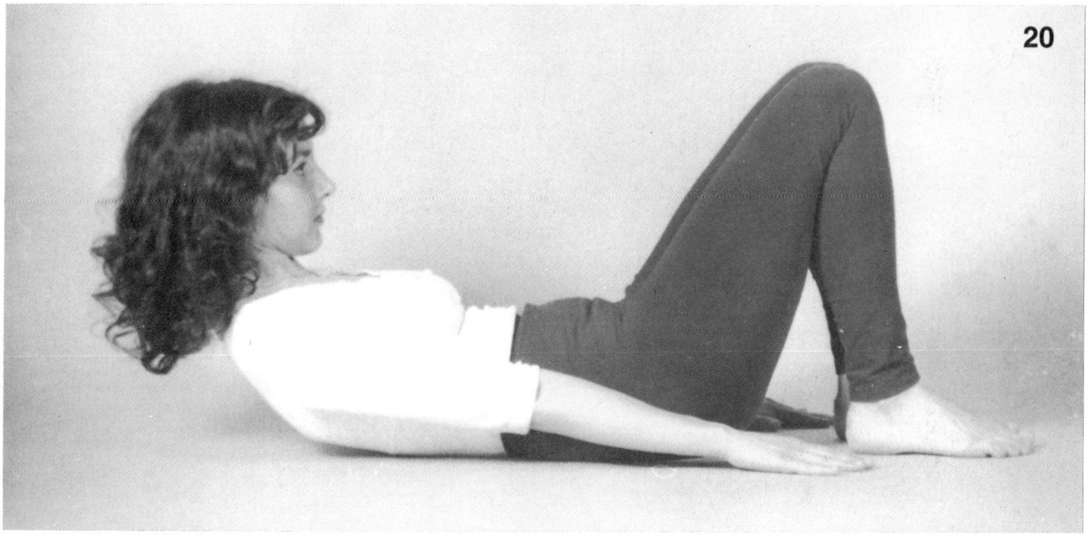
20

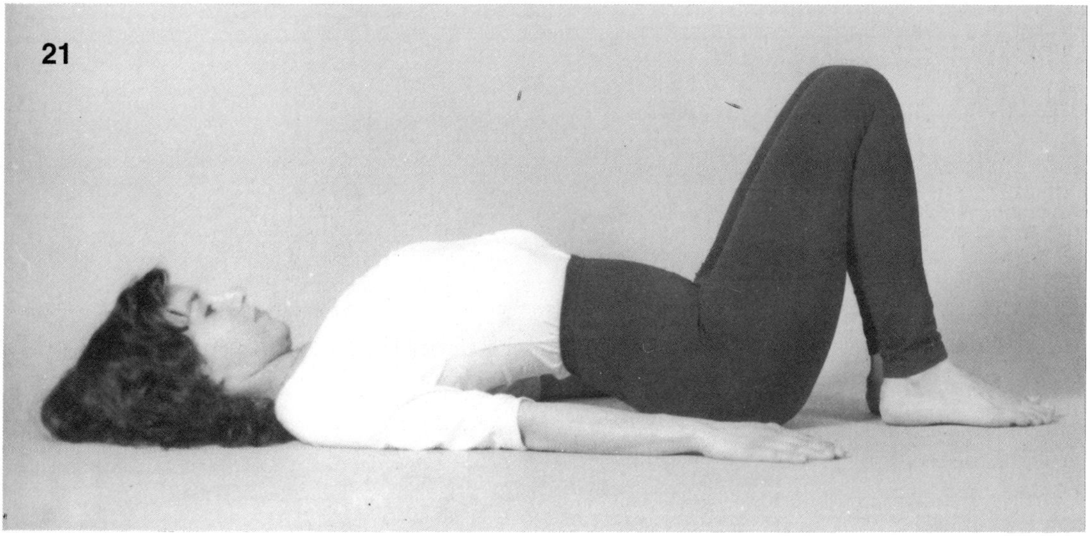
21

Ejercicio n.° 8

Fácil, se puede realizar en cualquier momento del día. Favorece la movilidad y flexibilidad de toda la columna vertebral.

• De rodillas, manos en el suelo perpendiculares a los hombros. Espirando, curvar la espalda, intentando curvar más el punto lumbar que el punto dorsal, y con las manos empujar en el suelo en dirección contraria a las rodillas. Girar al máximo la pelvis (fig. 22).

• Inspirando, curvar el dorso (sin girar hacia detrás la cabeza, mantener siempre la barbilla cerca de la garganta) y, al mismo tiempo, con las manos casi aferradas al suelo, tirar en dirección a las rodillas. Esta acción se sentirá de forma más intensa en la parte dorsal (fig. 23).

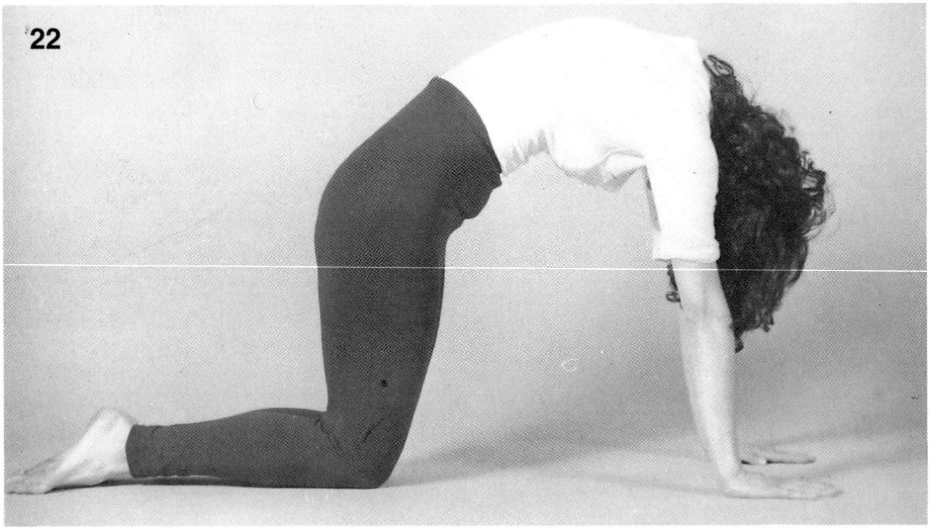

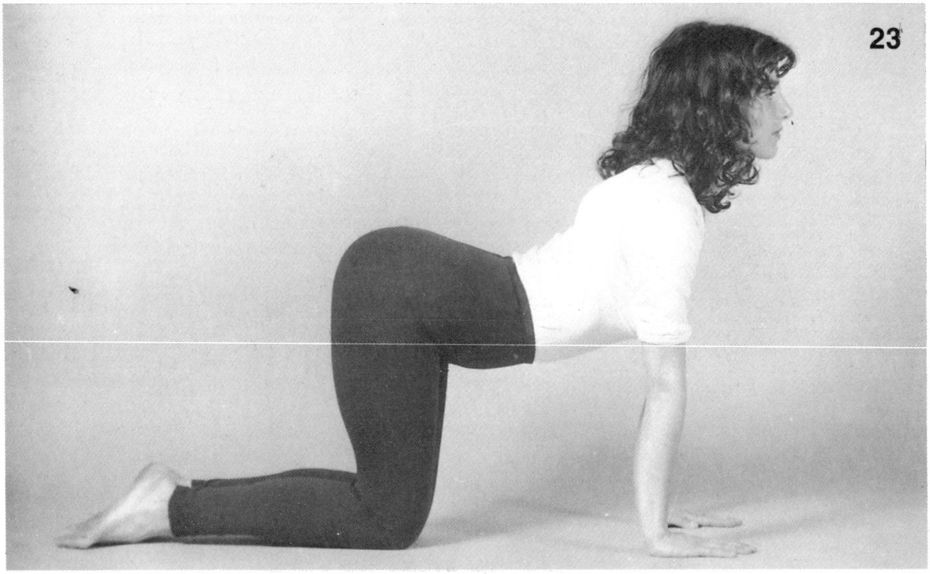

24

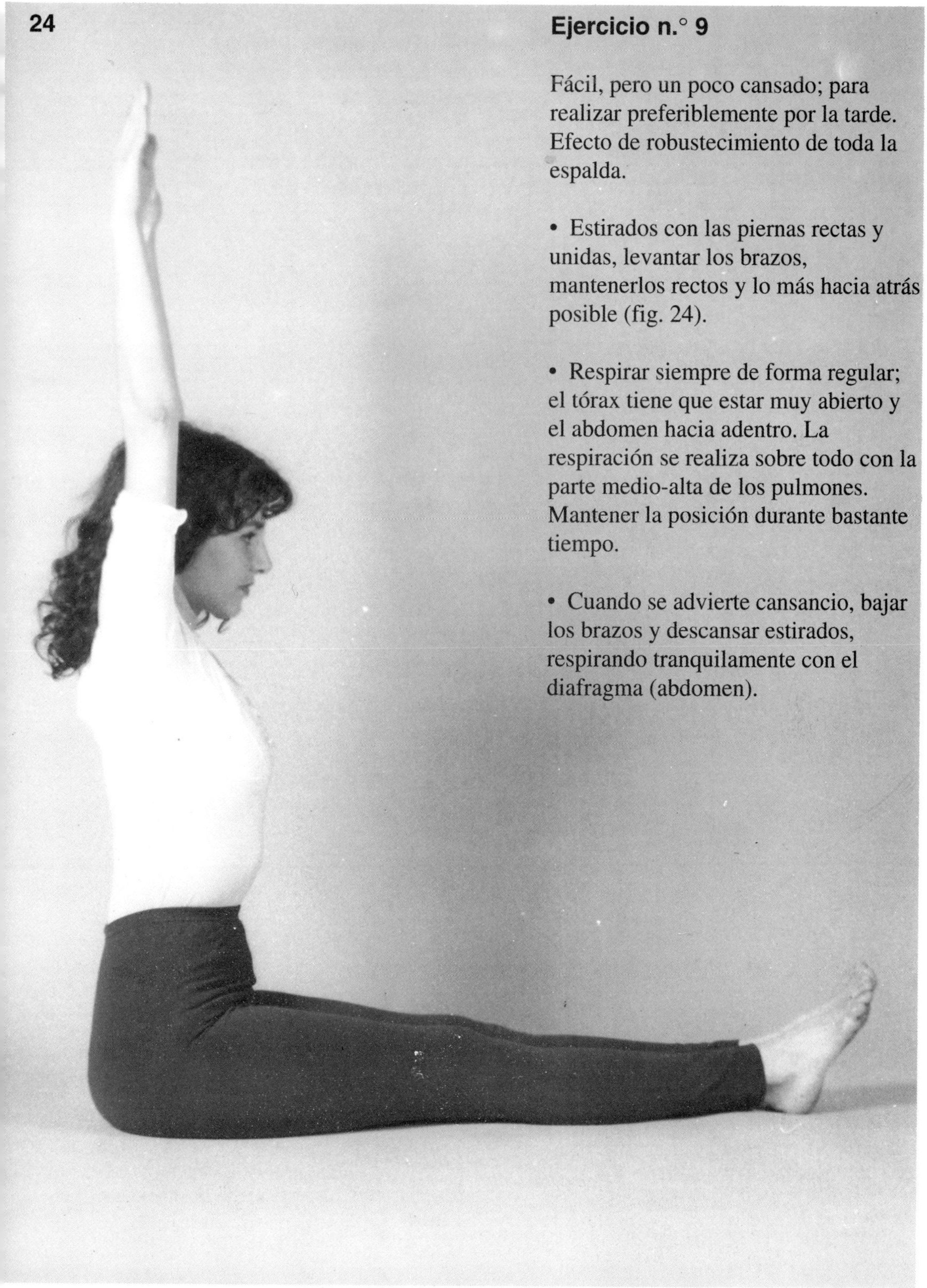

Ejercicio n.° 9

Fácil, pero un poco cansado; para realizar preferiblemente por la tarde. Efecto de robustecimiento de toda la espalda.

• Estirados con las piernas rectas y unidas, levantar los brazos, mantenerlos rectos y lo más hacia atrás posible (fig. 24).

• Respirar siempre de forma regular; el tórax tiene que estar muy abierto y el abdomen hacia adentro. La respiración se realiza sobre todo con la parte medio-alta de los pulmones. Mantener la posición durante bastante tiempo.

• Cuando se advierte cansancio, bajar los brazos y descansar estirados, respirando tranquilamente con el diafragma (abdomen).

Ejercicio n.° 10

Dificultad media. Ejercicio excelente si se realiza sobre todo por la tarde. Corrige la cifosis dorsal (joroba); ayuda a eliminar el dolor de espalda debido a cansancio o a posturas erróneas del cuerpo; estira los músculos y los ligamentos anteriores de los muslos, favoreciendo una mejor rotación de la pelvis; refuerza los músculos abdominales; permite una buena movilización de todas las vértebras. Es una posición de yoga llamada *Kandharasana.*

• En decúbito supino, doblar las piernas y aferrar los tobillos con las manos. Si resulta difícil, dejar los brazos en el suelo, al lado del cuerpo (fig. 25)

• Espirando, girar la pelvis (llevar el hueso del pubis hacia el ombligo) y levantar las vértebras sacras y lumbares del suelo (fig 26).

• Inspirando, levantar también las dorsales, acercar el esternón a la barbilla (fig. 27).

• Espirando, volver a situar sobre el suelo, una a una, todas las vértebras: dorsales, lumbares y sacras. Los glúteos son los últimos en llegar al suelo.

• Repetir al menos seis veces y, para terminar, abrazar un instante las rodillas. Descansar estirando las piernas en el suelo.

25

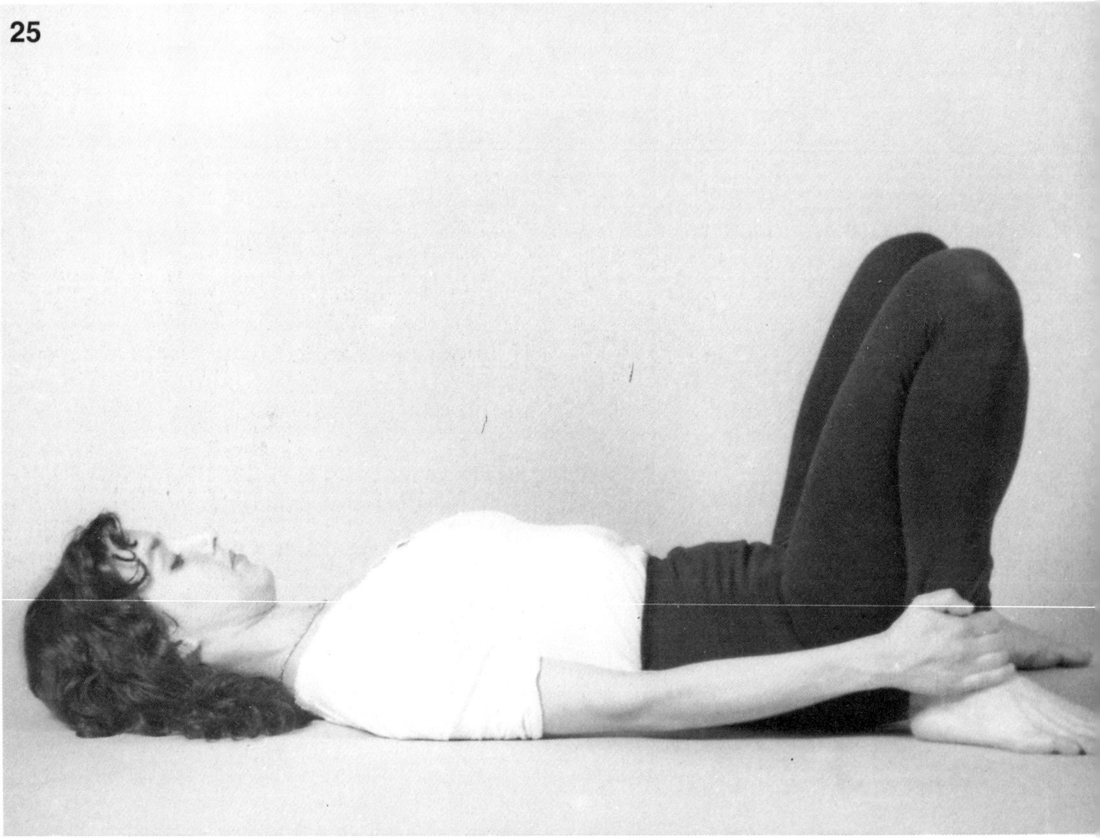

26

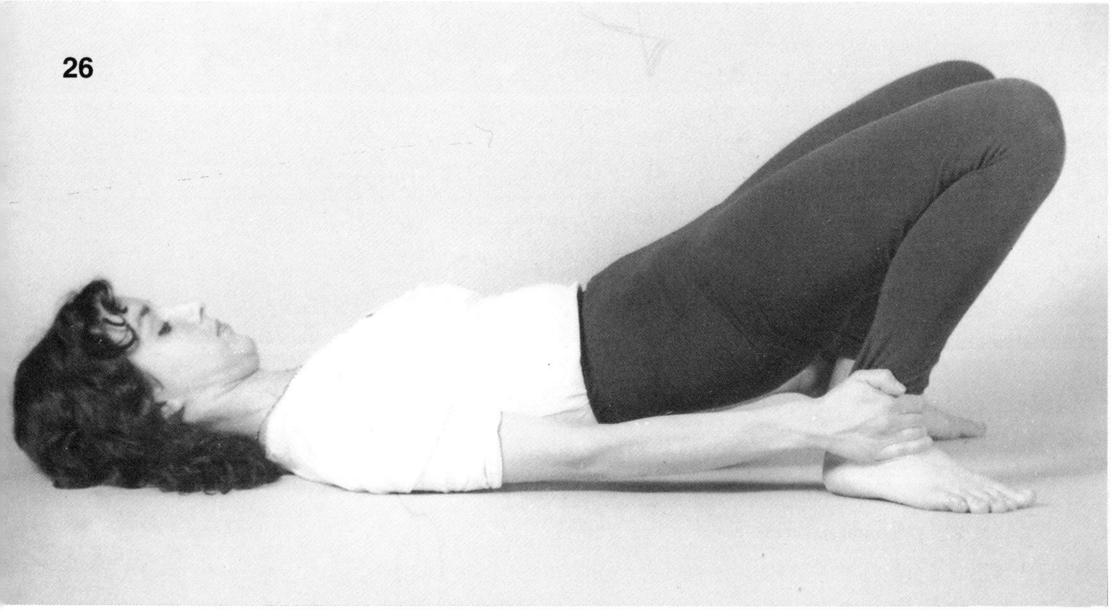

27

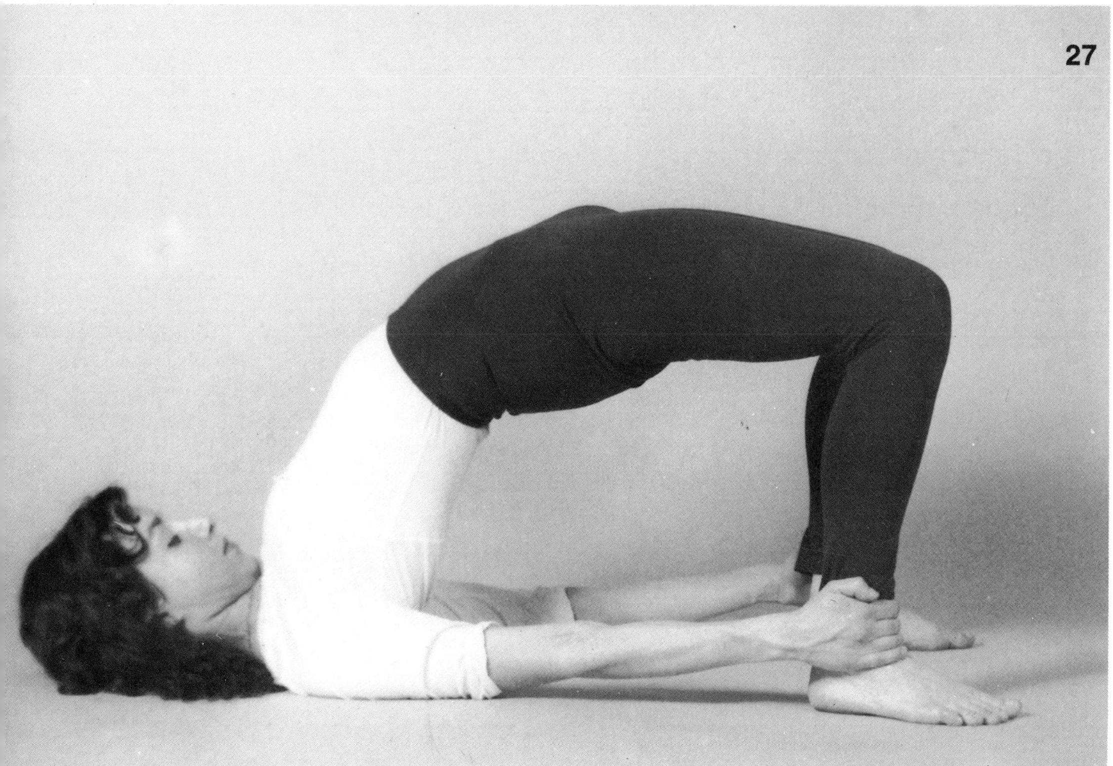

EJERCICIOS PARA EL SEGMENTO LUMBAR

Para actuar en la zona lumbar, antes que nada debemos ser conscientes de su soporte: la pelvis.

Toda la estabilidad de la columna vertebral, y especialmente del segmento lumbar (que es, además, la parte más importante de nuestra espalda), depende de la posición de la pelvis, de su unión con las articulaciones inferiores (coxofemorales).

Lo que a nosotros nos interesa es la movilización de la pelvis en el plano sagital (línea imaginaria que divide al cuerpo en parte derecha y parte izquierda; es el plano en el que se realizan los movimientos visibles del perfil).

Frecuentemente, la pelvis no tiene libertad de movimiento y aparece la rigidez, con lo cual la columna vertebral describe un arco en el punto lumbar llamado lordosis (por la posición que asumían los lores ingleses, altaneros, engreídos y presuntuosos). Desgraciadamente, en realidad la mayoría de los seres humanos presenta este problema, caracterizado por una inclinación hacia adelante de la pelvis (figs. 5 y 6). Esta situación provoca, con el paso del tiempo, un abdomen saliente y una curvatura, a menudo dolorosa, del punto lumbar.

Para poder girar la pelvis, debemos estirar la musculatura del punto lumbar y los músculos y ligamentos anteriores de los muslos.

Ejercicio n.° 11

Para extender el punto lumbar.
Ejercicio fácil, que se puede realizar en cualquier momento.

• Apoyarse en una pared y, resbalando hacia abajo, llegar a una posición de encurvamiento. Los pies estarán ligeramente abiertos y paralelos.

• Permanecer bastante rato en esta posición y mantener los talones en el suelo.

Ejercicio n.° 12

Posee el mismo efecto que el ejercicio anterior, pero es más difícil; resulta preferible realizarlos por la tarde.

28

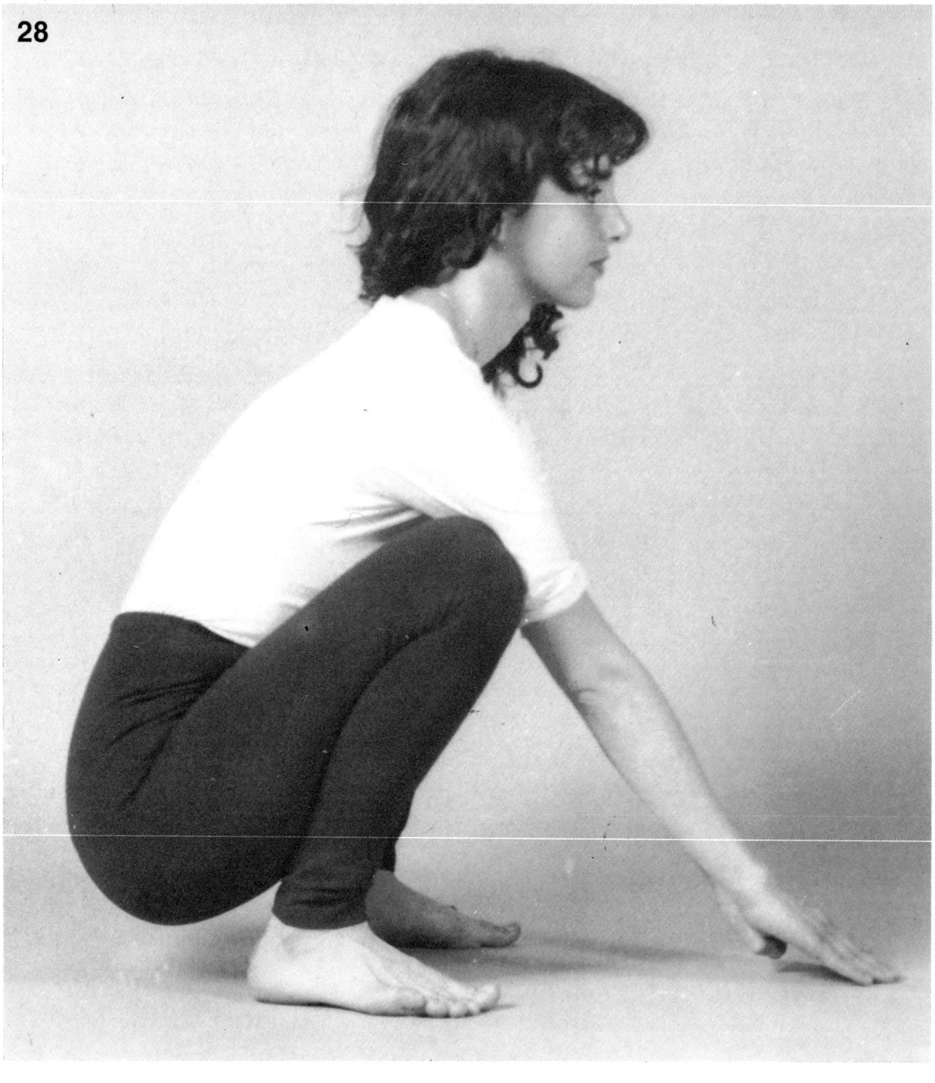

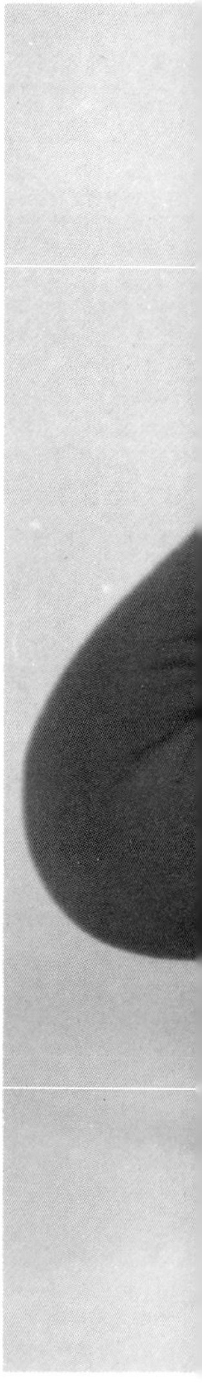

• Partir de una posición de encurvamiento, con los pies paralelos o convergentes, nunca divergentes (fig. 28). Puede colocarse bajo los talones un libro suficientemente alto para poder apoyarlos en el suelo y tener así el peso del cuerpo distribuido en toda la planta del pie.

• Relajar la nuca y dejar que la cabeza se haga pesada. El tórax debe ir bajando cada vez más, entrando entre los muslos (fig. 29).

• Respirar profundamente con el diafragma y relajar también la zona lumbar; estirar los brazos hacia delante.

• Cuando se esté cansado, soltarse y descansar, estirado, un momento.

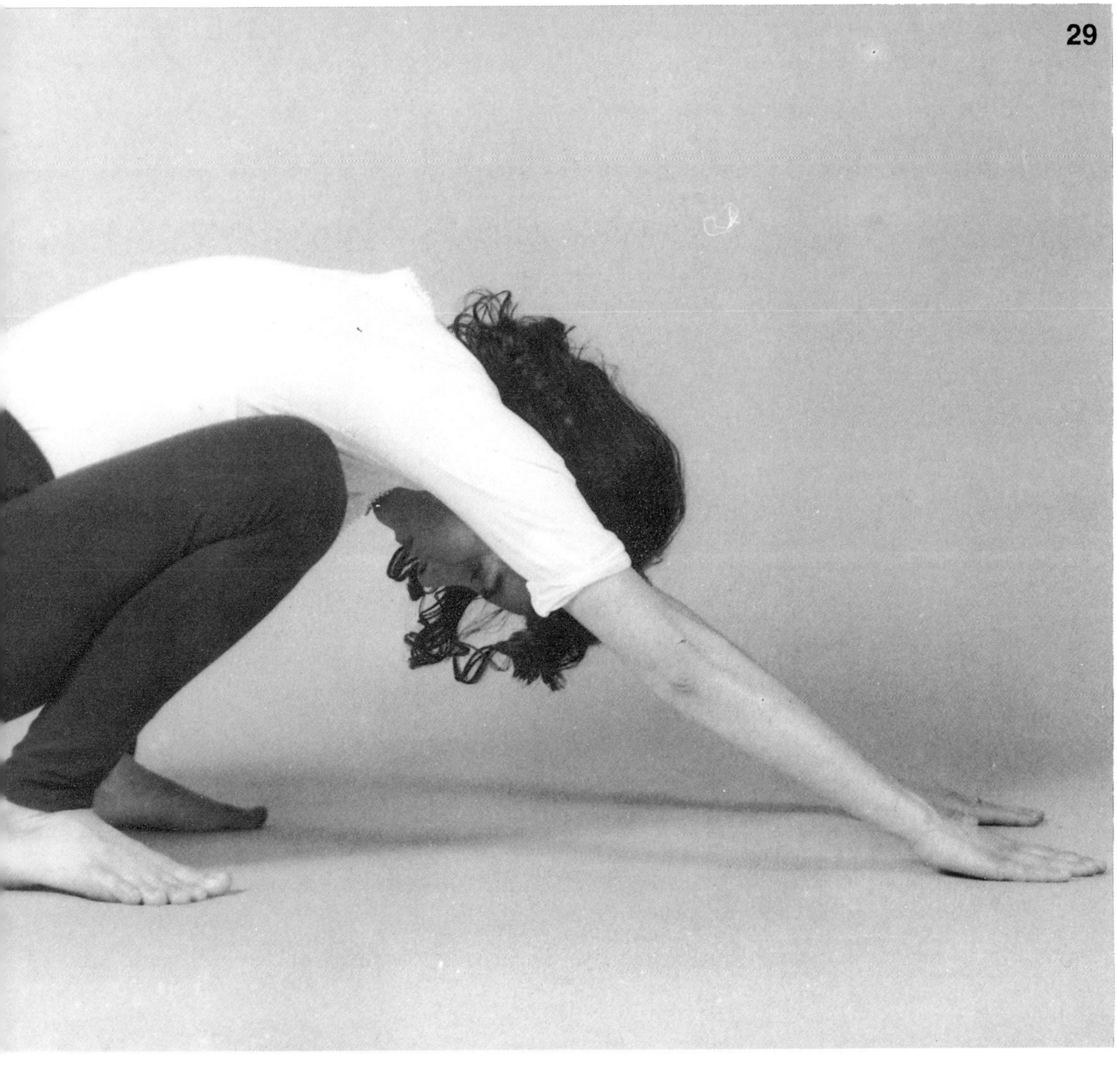

29

Ejercicio n.° 13

Importantísimo, para estirar los músculos y los ligamentos anteriores de los muslos. Estiramiento indispensable para que se produzca la retroversión, es decir, la rotación de la pelvis, y por consiguiente, para adquirir una verticalidad digna de un ser humano.

• De rodillas (el suelo es demasiado duro, poner una almohada bajo las rodillas), aferrar un tobillo y, antes de realizar cualquier movimiento, relajar todo el muslo, mantener el abdomen hacia dentro y girar la pelvis, llevando el hueso del pubis hacia el ombligo (fig. 30).

30

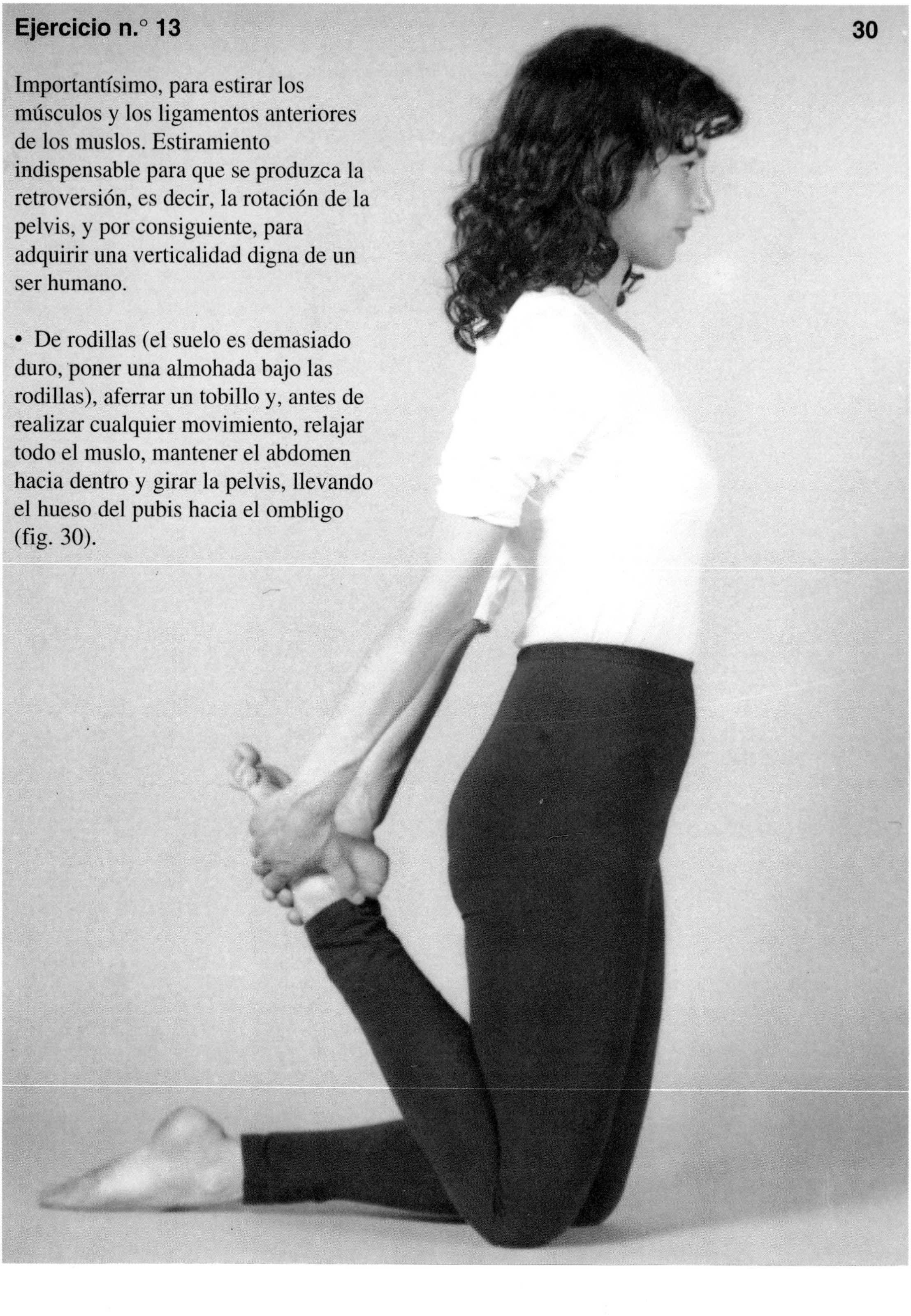

• Después de algún movimiento acercar lentamente el talón al glúteo (fig. 31), manteniendo el abdomen hacia adentro, con la pelvis girada.

• Mantener la posición durante diez respiraciones tranquilas, seguidamente dejar ir el pie al suelo.

• Repetir con la otra pierna y, al finalizar, descansar sentado sobre los talones, con la cabeza en el suelo cerca de las rodillas y las manos cerca de los pies.

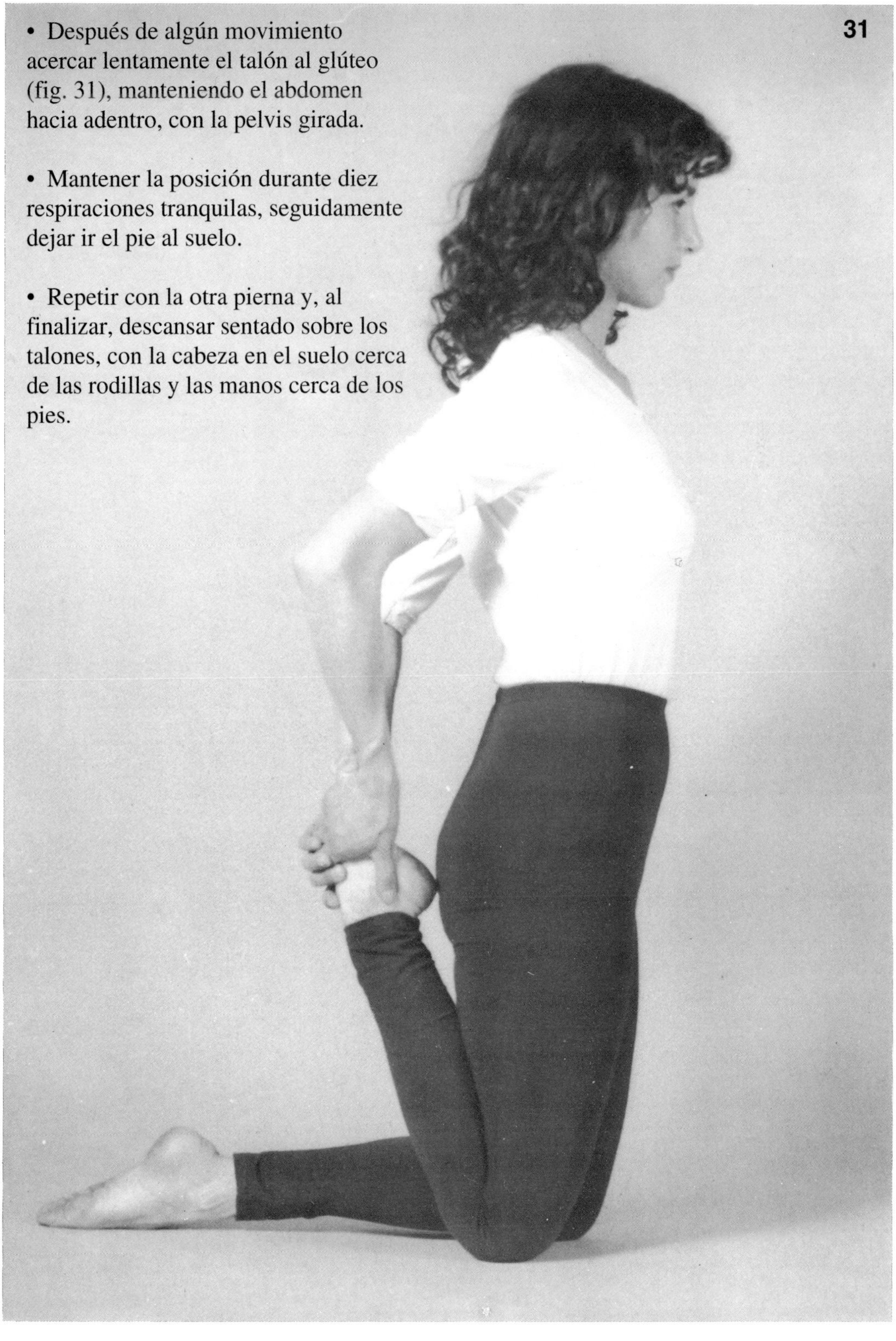

31

Ejercicio n.° 14

Variante, más difícil, del ejercicio anterior. Es conveniente realizarla preferiblemente por la tarde.

- En decúbito supino, con la pierna izquierda doblada y el pie en el suelo; con la pierna derecha doblada y el pie hacia el exterior (fig. 32). El pie izquierdo empuja ligeramente para evitar encurvar demasiado la espalda y ayudar a mantener las lumbares en contacto con el suelo (o al menos más cerca).

- Relajar la pierna derecha, dejarla que pese, que la fuerza de la gravedad actúe. Progresivamente se estirarán los músculos anteriores del muslo y la rodilla se acercará al suelo.

Ejercicio n.° 15

Fácil, se puede realizar en cualquier momento. Produce un inmediato alivio en el punto lumbar.

- En decúbito supino, brazos abiertos en cruz, piernas dobladas con los pies en el suelo muy distanciados, más alejados de la pelvis.

- Mantener quieta la pierna izquierda y acercar al suelo la rodilla derecha (fig. 33).

- Parar un instante, seguidamente levantar y bajar la otra rodilla.

- Repetir al menos veinte veces, descansar.

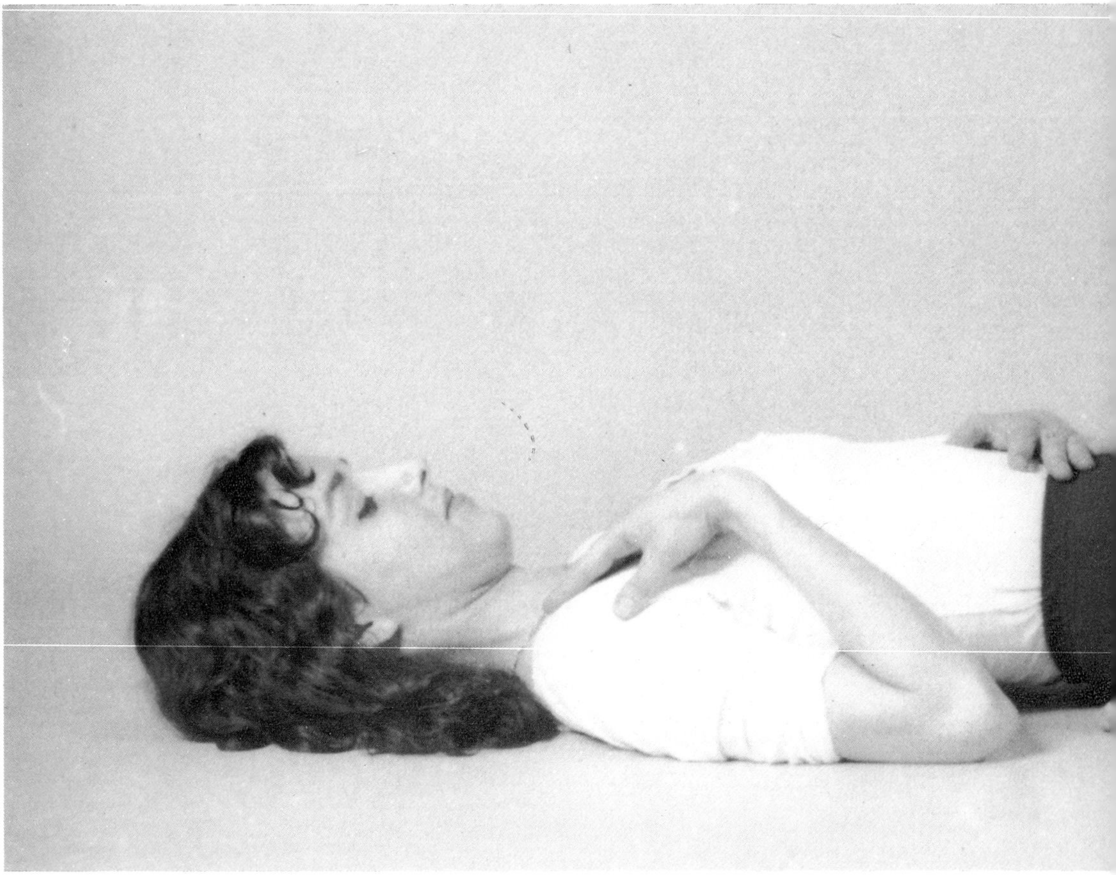

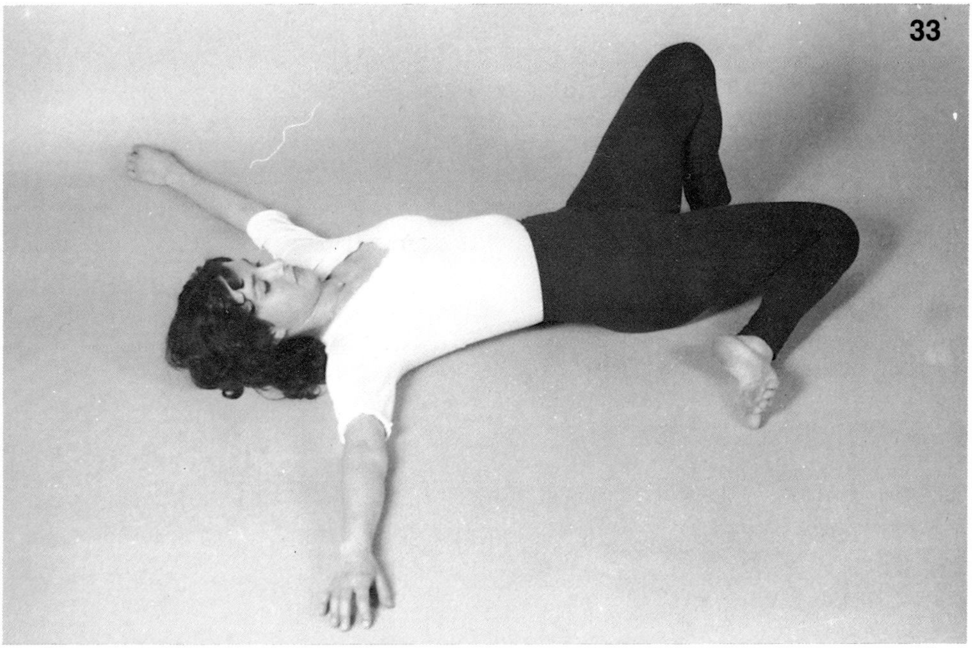
33

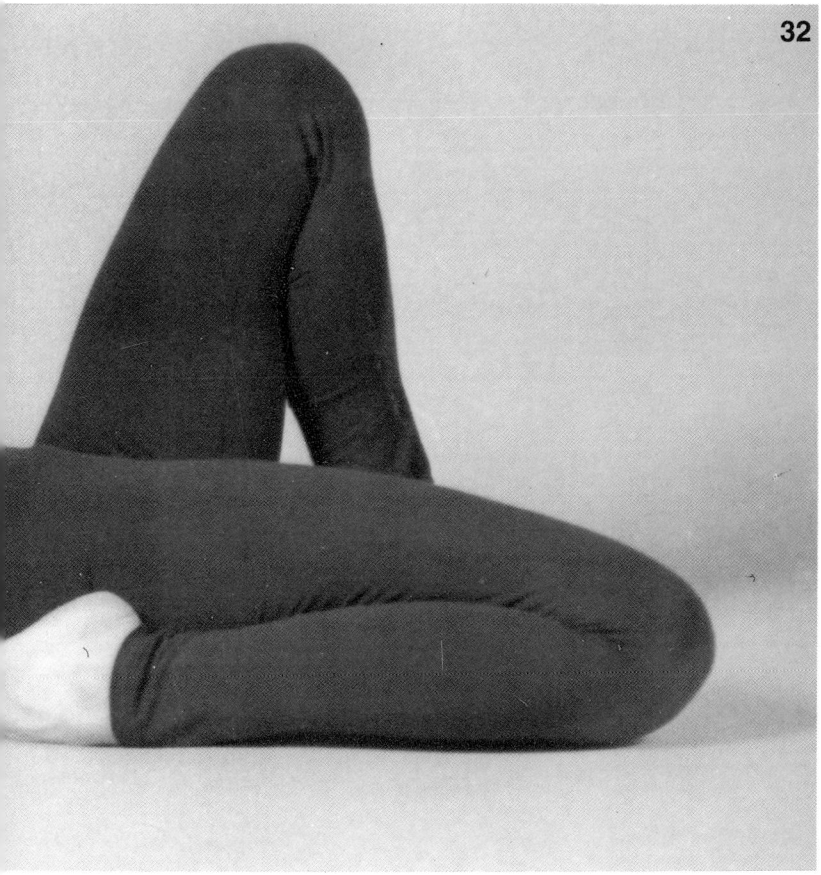
32

Ejercicio n.° 16

Ejercicio fácil, para estirar ligeramente la musculatura lumbar y dorsal. Se puede realizar en cualquier momento.

- De pie, piernas, ligeramente abiertas y dobladas (fig. 34).

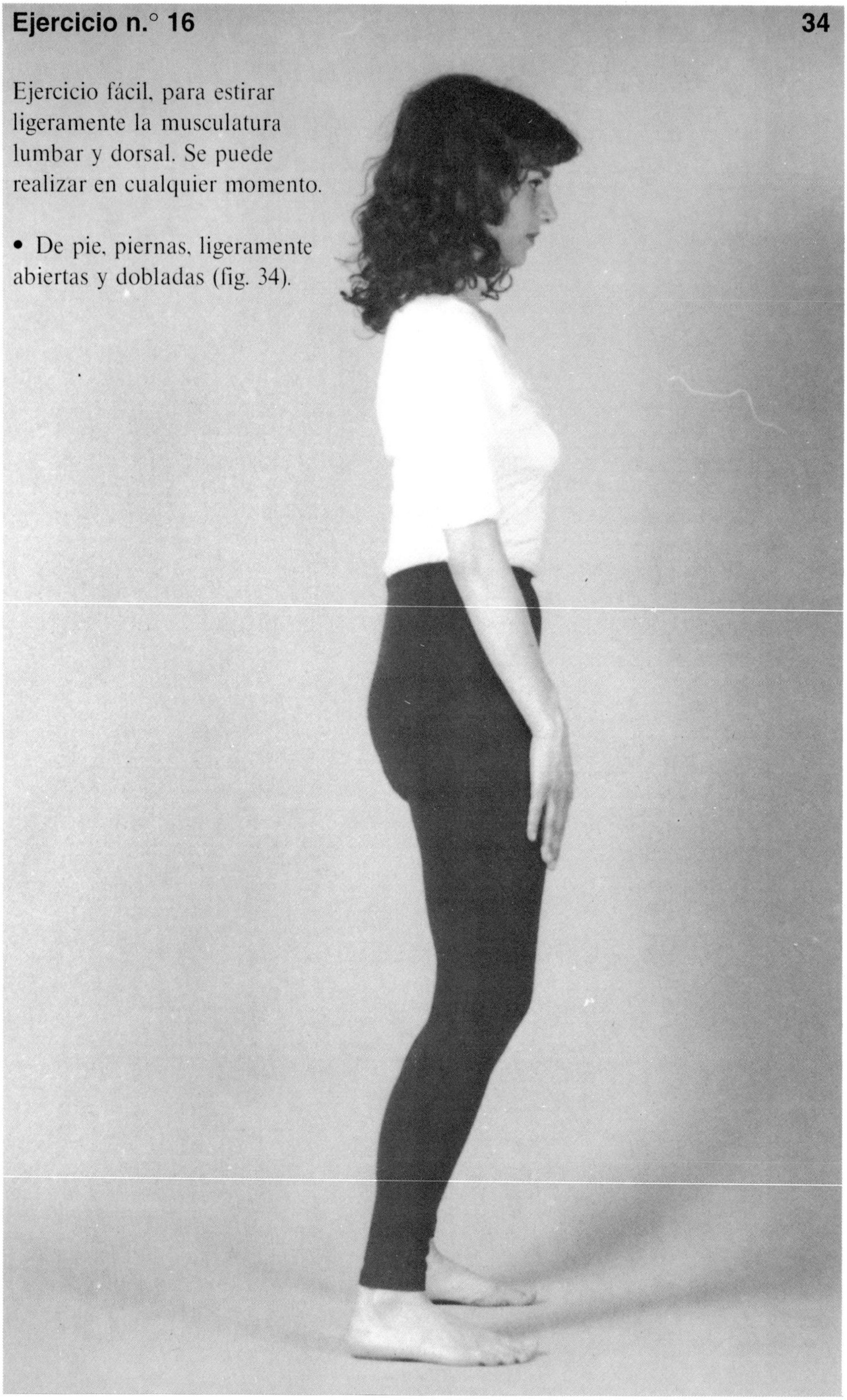

34

• Inclinar la cabeza hacia el tórax, dejarla pesar y que su peso arrastre, lentamente, el tronco hacia abajo, es decir, todas las vértebras una a una.

• Cuando se llega a las lumbares (fig. 35), pararse y balancearse con las piernas. Contar hasta veinte.

• Erguirse lentamente, alineando nuevamente, y una encima de la otra, todas las vértebras.

• Inspirar profundamente y volver a empezar.

• Realizar el ejercicio al menos cuatro veces.

35

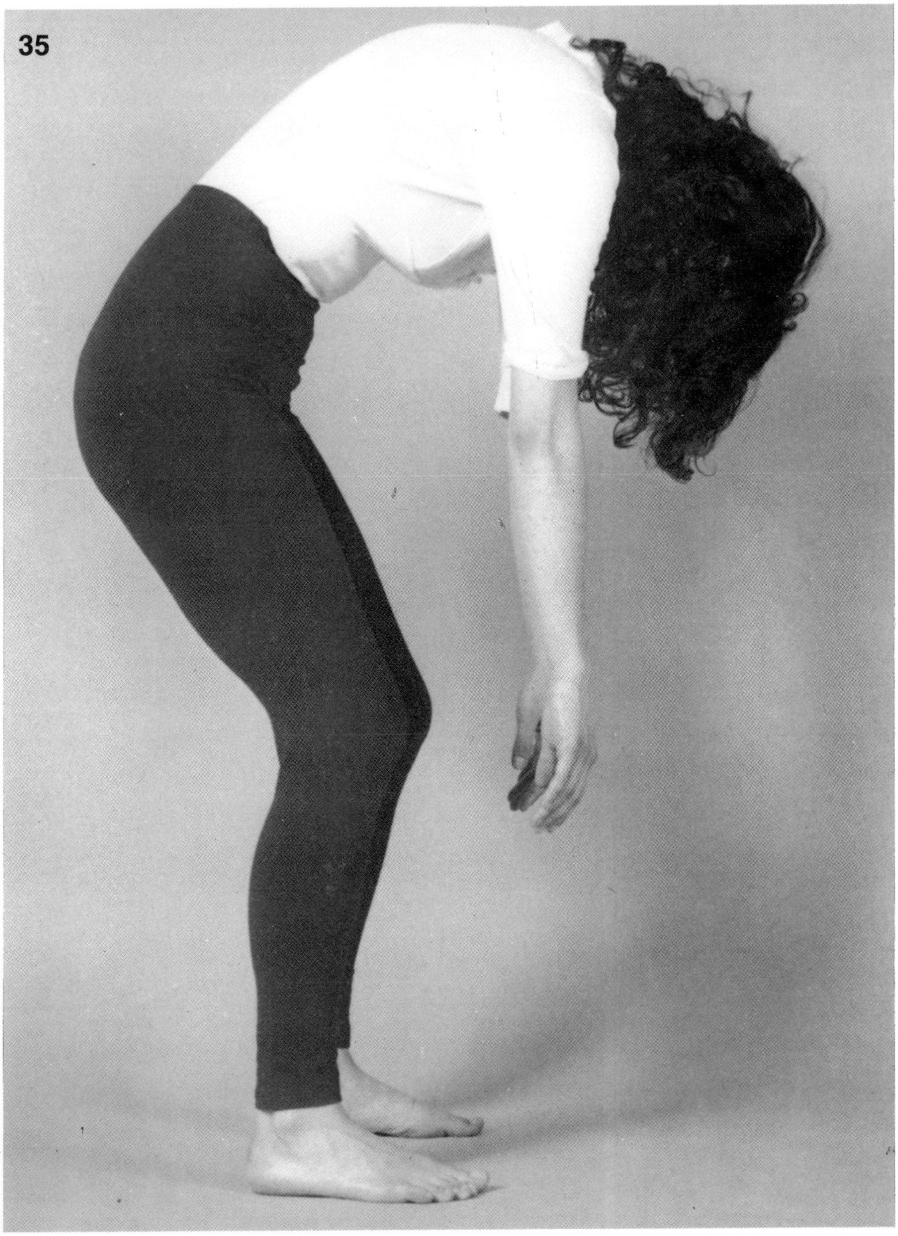

Ejercicio n.° 17

Fácil, se puede realizar en cualquier momento del día. Efecto de gran distensión.

• Sentados sobre los talones, apoyar las manos en el suelo cerca de las rodillas (fig. 36).

• Inspirando y estirando la espalda hacia arriba empezar a bajar, apoyándose en las manos para no contraer los músculos de la espalda (fig. 37).

• Apoyar la frente en el suelo, poner las manos cerca de los pies y relajar los hombros (fig. 38).

• Respirar con el diafragma durante bastante rato. Respirando con el diafragma se produce un movimiento de distensión de la zona lumbar muy beneficioso, casi como si se realizara un masaje desde el interior.

• Añadamos una ulterior acción de distensión colocando las manos bajo el dorso de los pies y levantándolos así del suelo.

36

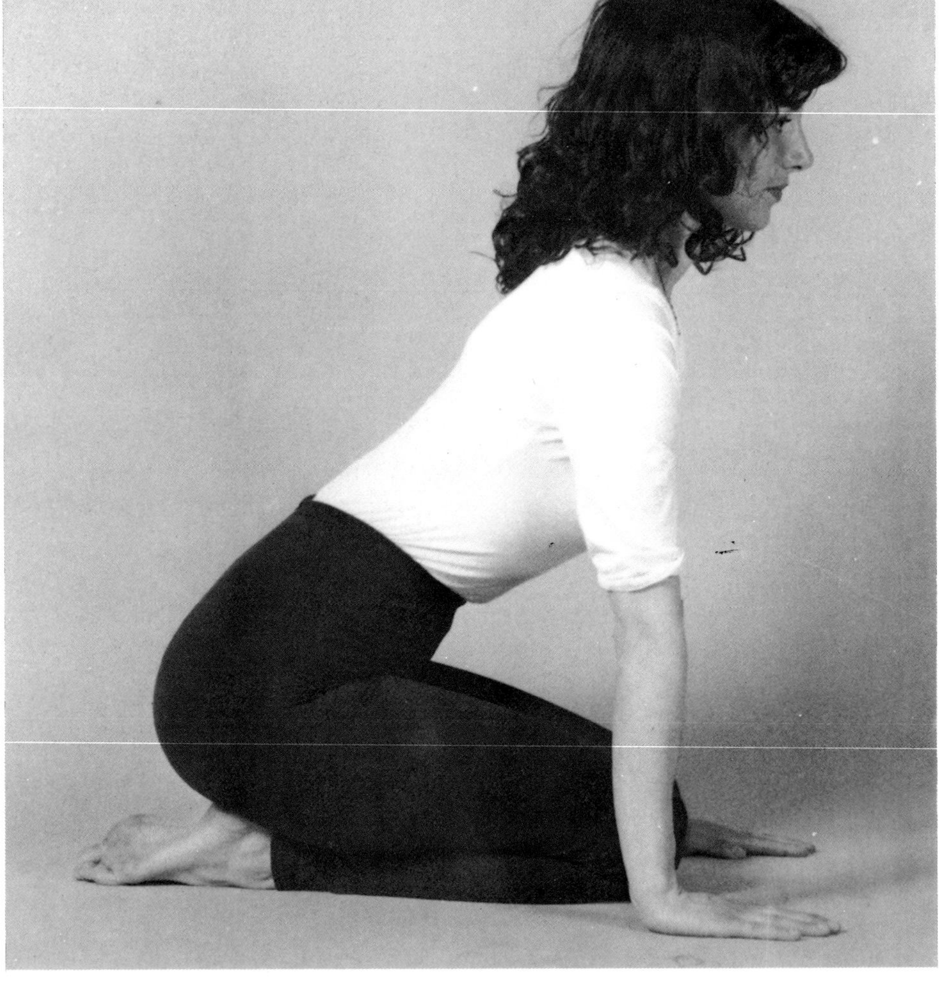

37

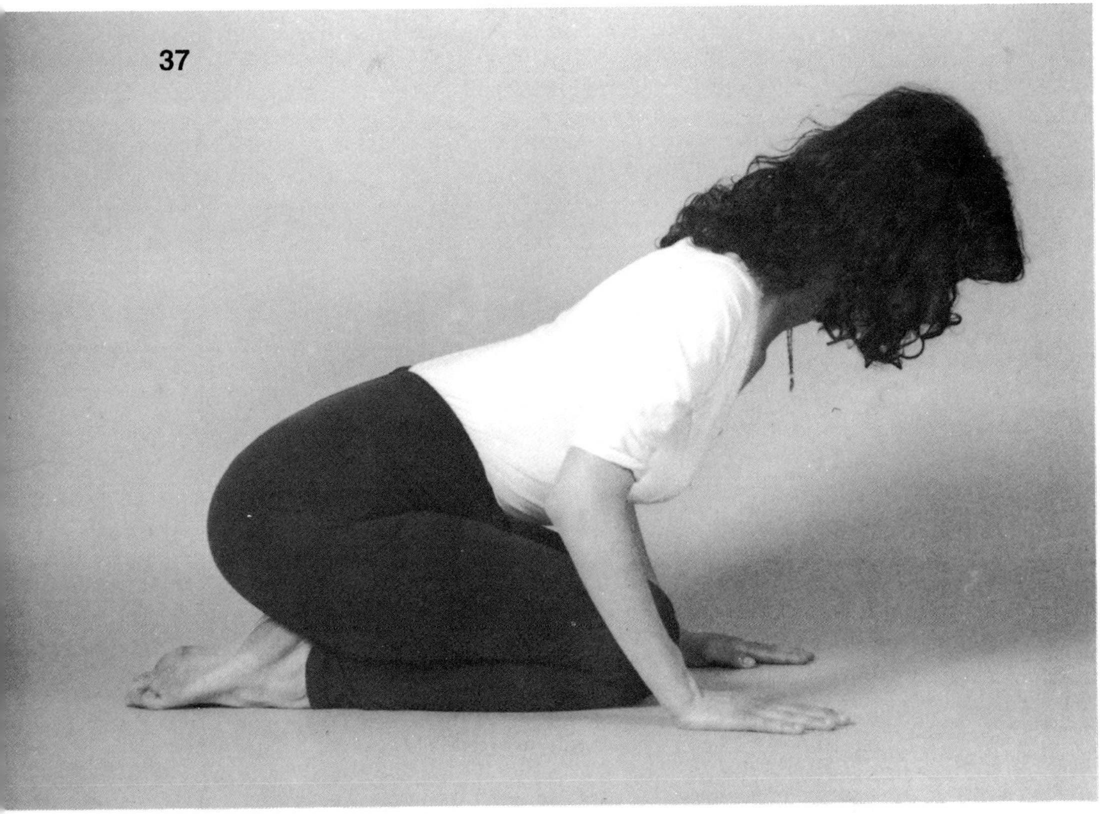

38

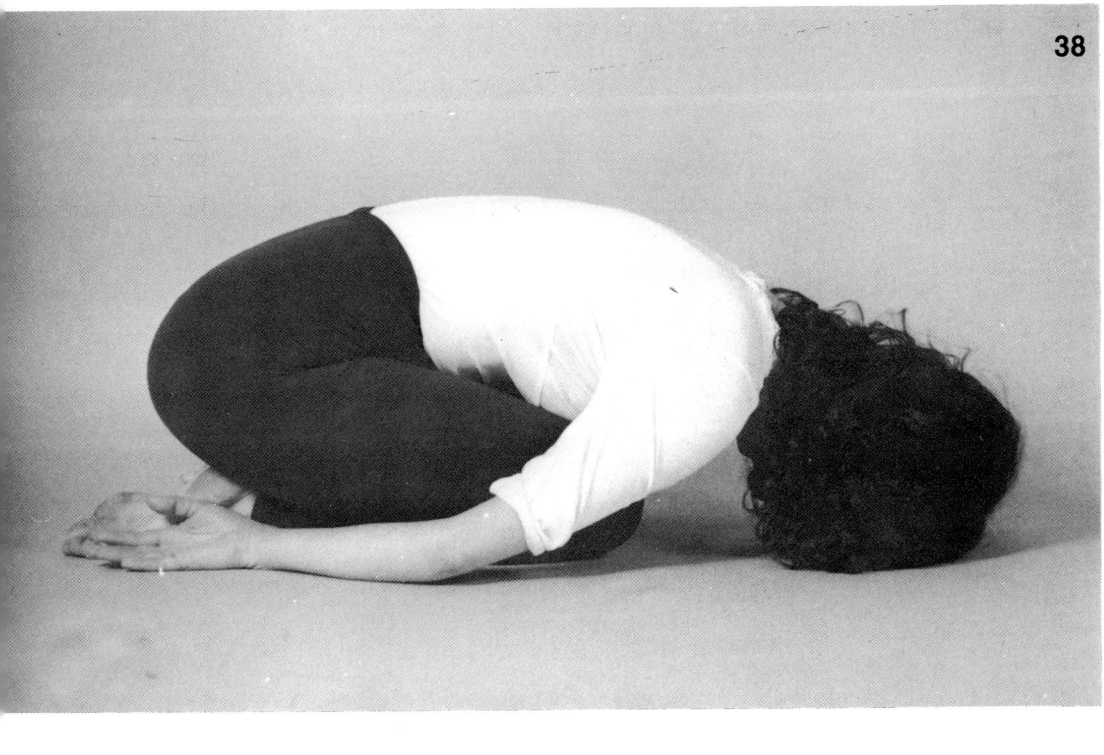

Ejercicio n.° 18

Variante del ejercicio anterior.
Dificultad media.
La única diferencia radica en la posición de las manos: los puños contra la parte baja del abdomen (figs. 39 y 40). Se ejercitará también un masaje abdominal.

Ejercicio n.° 19

Difícil. Se realiza por la mañana, con el estómago y la vejiga vacíos.
Ejercicio de yoga, verdadera panacea para la zona lumbar y para todos los órganos abdominales (estimula su funcionamiento); posee un efecto calmante para el sistema nervioso y proporciona vitalidad a la persona deprimida. Se llama *Uddiyana Bandha* («extender hacia lo alto», «volar hacia arriba»).

39

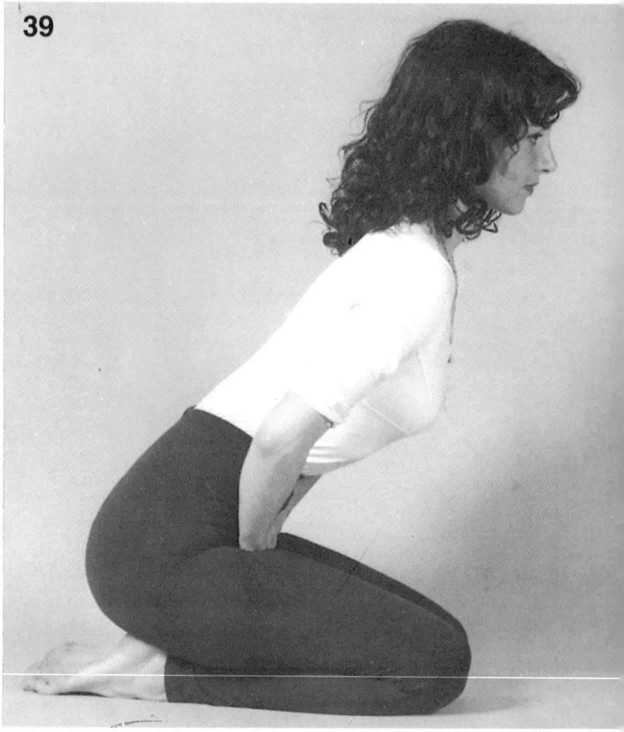

40

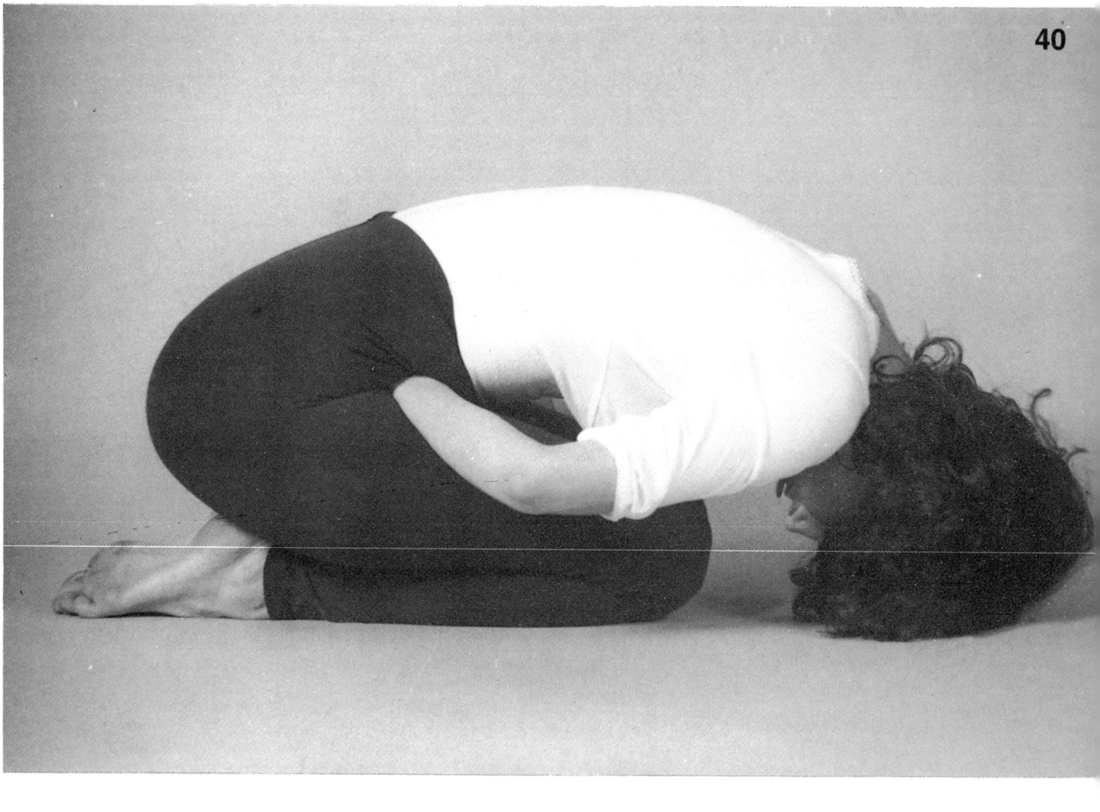

• De pie, piernas ligeramente abiertas y dobladas, manos apoyadas en la mitad del muslo con todos los dedos hacia el interior.

• Se inspira y, posteriormente, espirando se empieza a llevar el abdomen hacia dentro y, con los pulmones vacíos, se lleva el diafragma hacia arriba abriendo las costillas (fig. 41). De esta forma se crea una depresión: toda la masa visceral se aplasta contra la columna vertebral. En ésta se produce un efecto de maravillosa distensión.

• Se resiste hasta que se pueda, con los pulmones vacíos; seguidamente se libera la contracción y nos ponemos derechos.

• Después de alguna respiración de descanso, repetir el ejercicio al menos tres o cuatro veces.
Contraindicaciones: no lo deben practicar las mujeres durante los dos primeros días de la menstruación y durante el embarazo. Tampoco es aconsejable para quienes tienen problemas cardíacos.

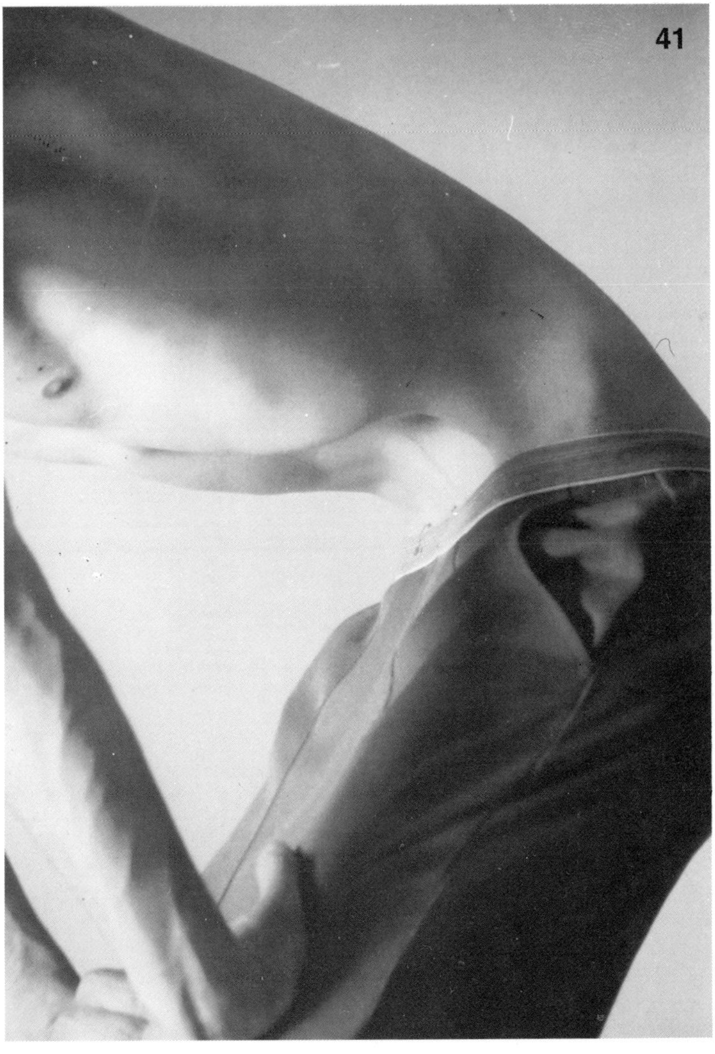
41

EJERCICIOS PARA EL SEGMENTO DORSAL

Ésta es una zona muy sensible y delicada. Acusa enseguida las tensiones psíquicas, se encurva bajo el peso de traumas afectivos, estrés, cansancio físico o psíquico.

Además, la zona dorsal es también importantísima, no sólo porque es fundamental tener una espalda derecha, potente y elástica, sino también porque esta zona contiene órganos cuyo funcionamiento rige de forma directa nuestra vida: corazón y pulmones.

Por consiguiente, es necesario liberar la estructura dorsal para respirar mejor, oxigenarse mejor y tener más energía.

Además de aliviar el dolor, los objetivos de los ejercicios de esta sección son: movilización de la estructura dorsal, apertura de la cintura escapular, fortalecimiento de la musculatura y relajación, liberación de contracciones o espasmos musculares. Asimismo, indicaremos la mejor manera para corregir leves desalineaciones de las vértebras, escoliosis y cifosis (joroba dorsal).

Ejercicio n.° 20

Para liberar la articulación de los hombros.

• Sentados sobre los talones (o encima de una silla), levantar los brazos por encima de la cabeza y sujetar los codos con las manos.

• Llevar los brazos hacia la derecha y hacia la izquierda unas cuantas veces.

• Seguidamente, aferrar el codo izquierdo con la mano derecha y tirar suavemente, intentando hacerlo pasar por detrás de la cabeza (fig. 42).

• Repetir, tirando con la mano izquierda el codo derecho.

42

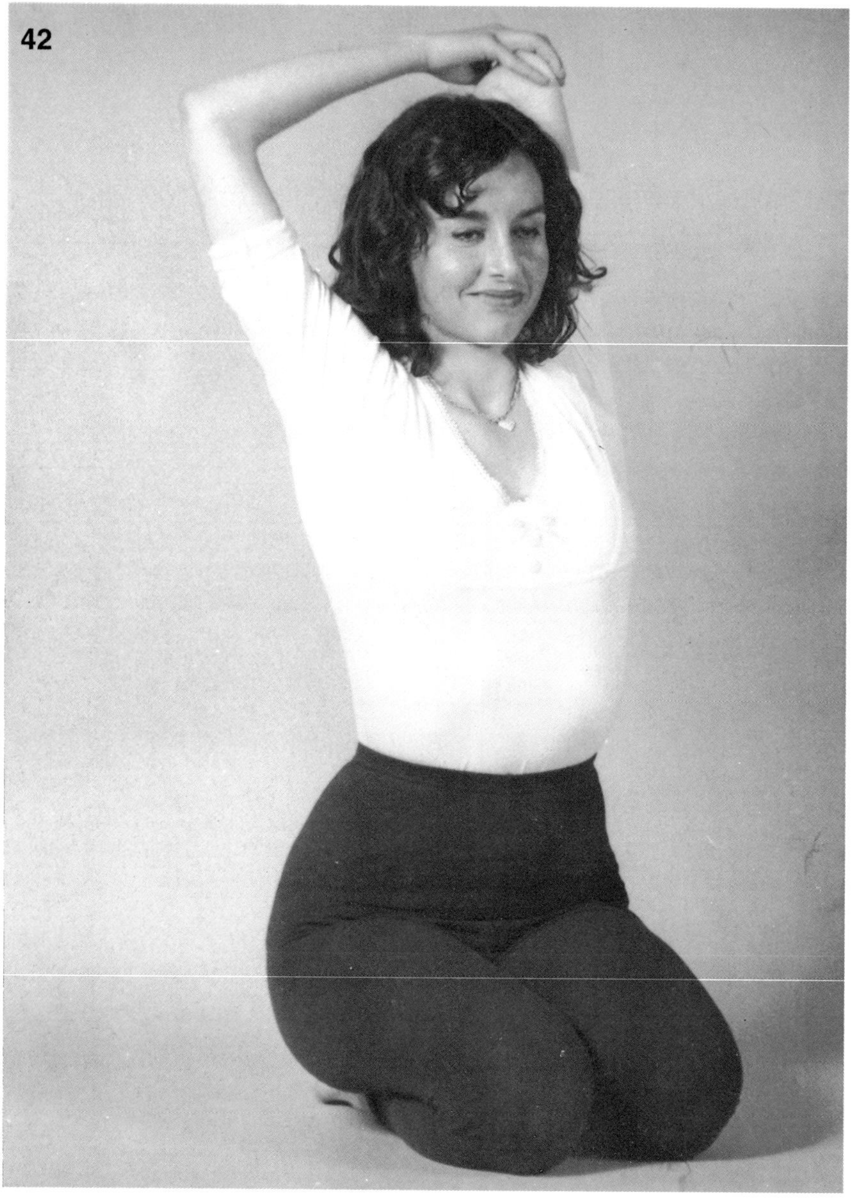

Ejercicio n.° 21

Para liberar la articulación de los hombros.

- Sentados sobre los talones (o encima de una silla), dedos sobre los hombros, girar los codos lo máximo posible, acompañándose de la respiración: se inspira cuando los codos se encuentran delante y se levantan, se espira cuando se bajan.

- Realizar cuatro rotaciones en un sentido y cuatro en el otro.

Ejercicio n.° 22

Pequeña serie, también para liberar la articulación de los hombros. Para realizar de pie.

- Levantar los hombros y mantenerlos levantados contando hasta ocho (fig. 43).

- Empujar los hombros hacia abajo y mantenerlos abajo contando hasta ocho (fig. 44).

43

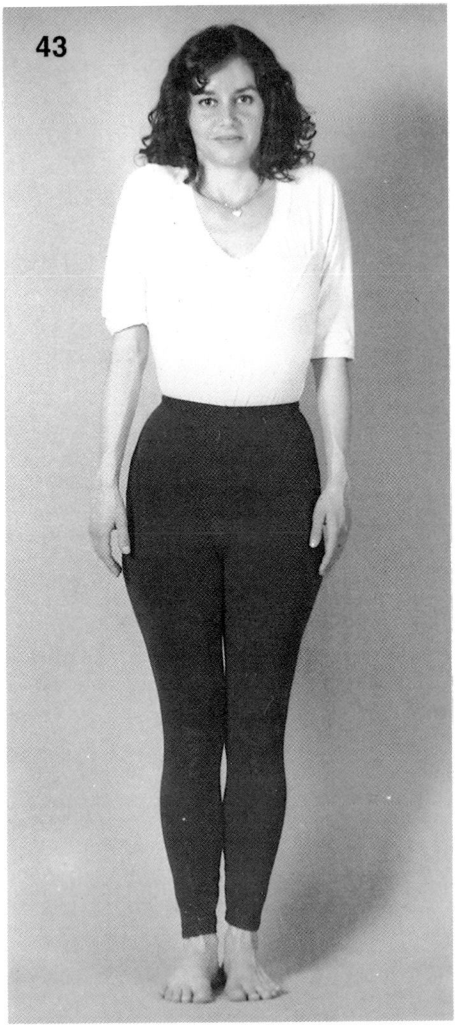

44

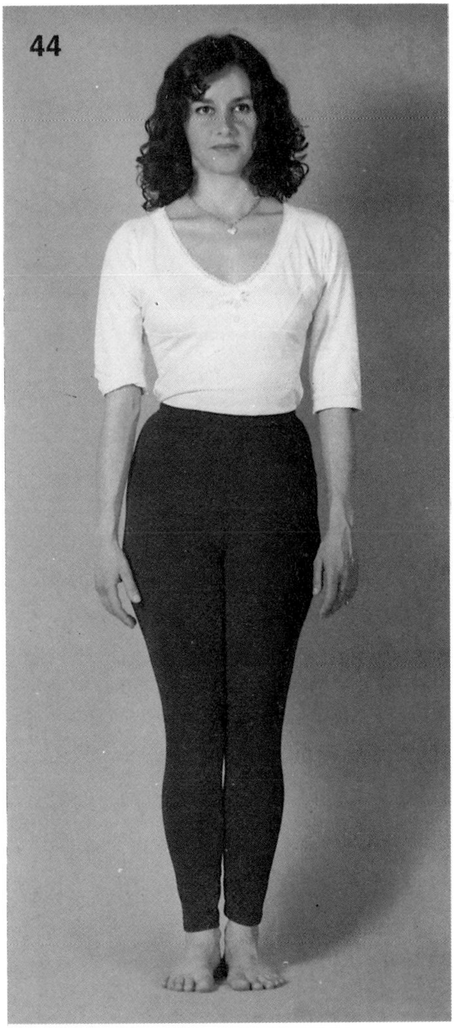

• Llevarlos hacia atrás y mantenerlos contando hasta ocho (fig. 45).

• Llevarlos hacia delante y mantenerlos contando hasta ocho (fig. 46).

• Unir todos los movimientos: levantar, hacia atrás, hacia abajo, hacia delante y continuar girando los hombros de esta forma ocho veces; después, invertir el giro.

45

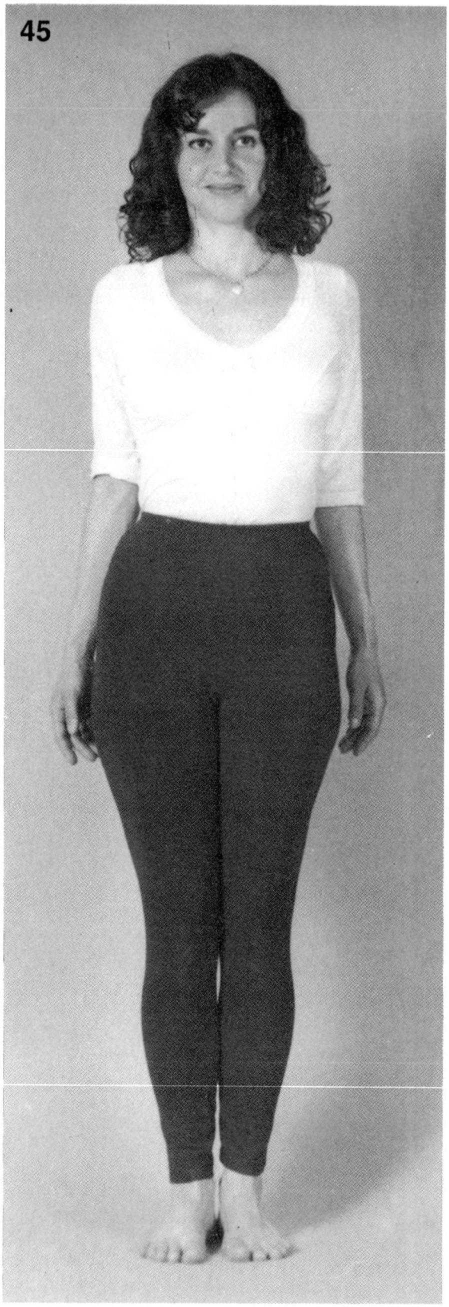

46

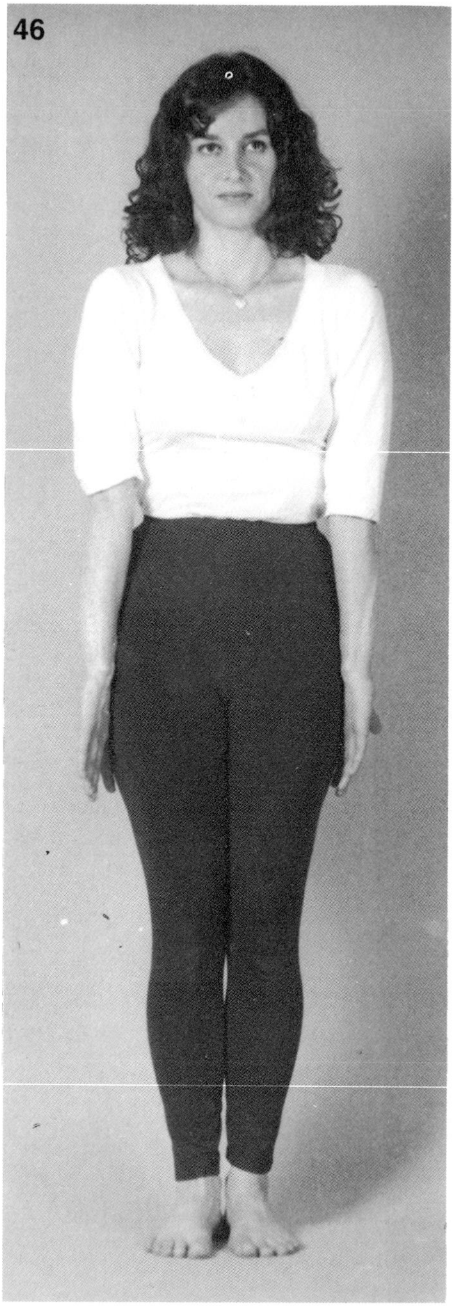

47

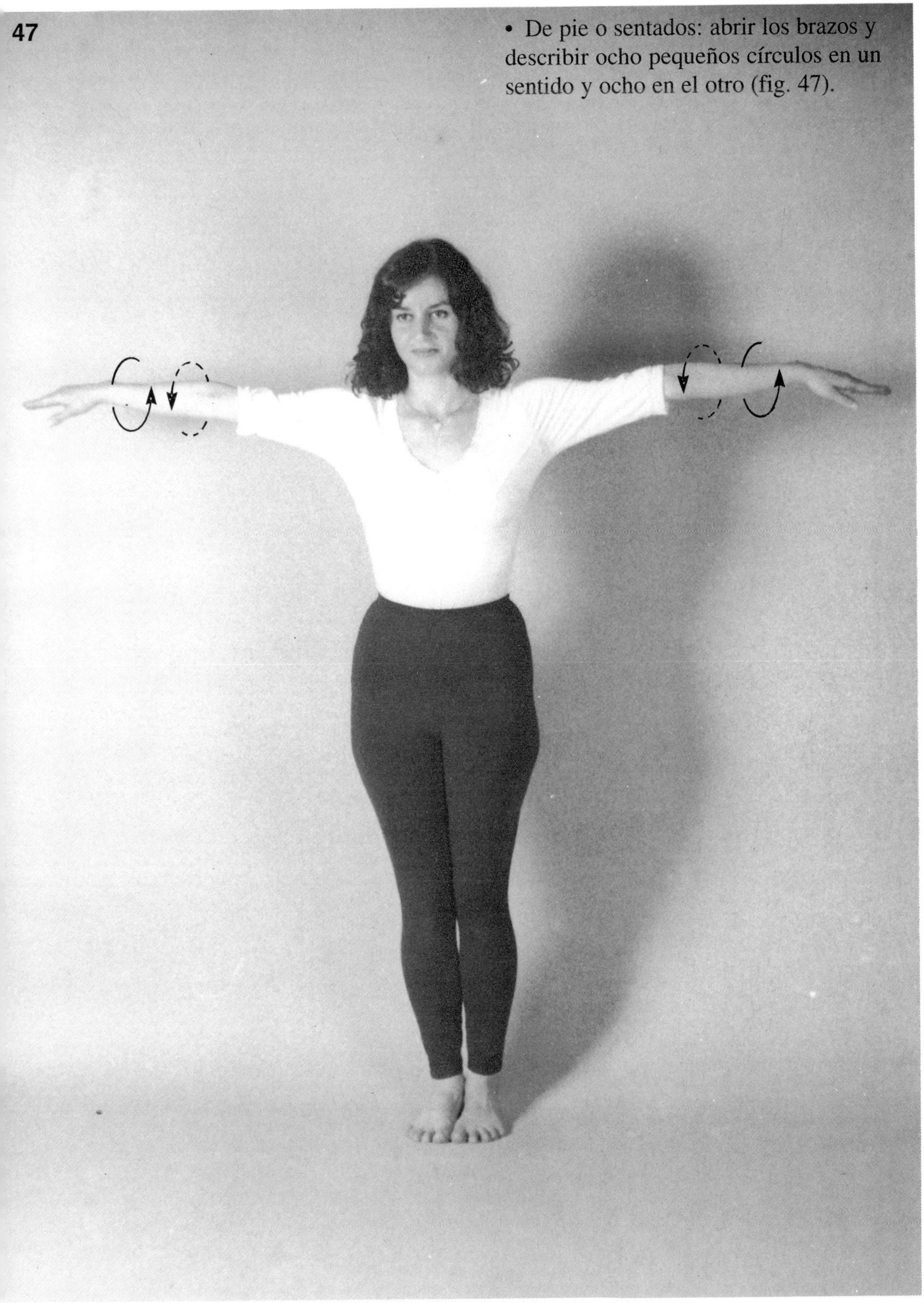

• De pie o sentados: abrir los brazos y describir ocho pequeños círculos en un sentido y ocho en el otro (fig. 47).

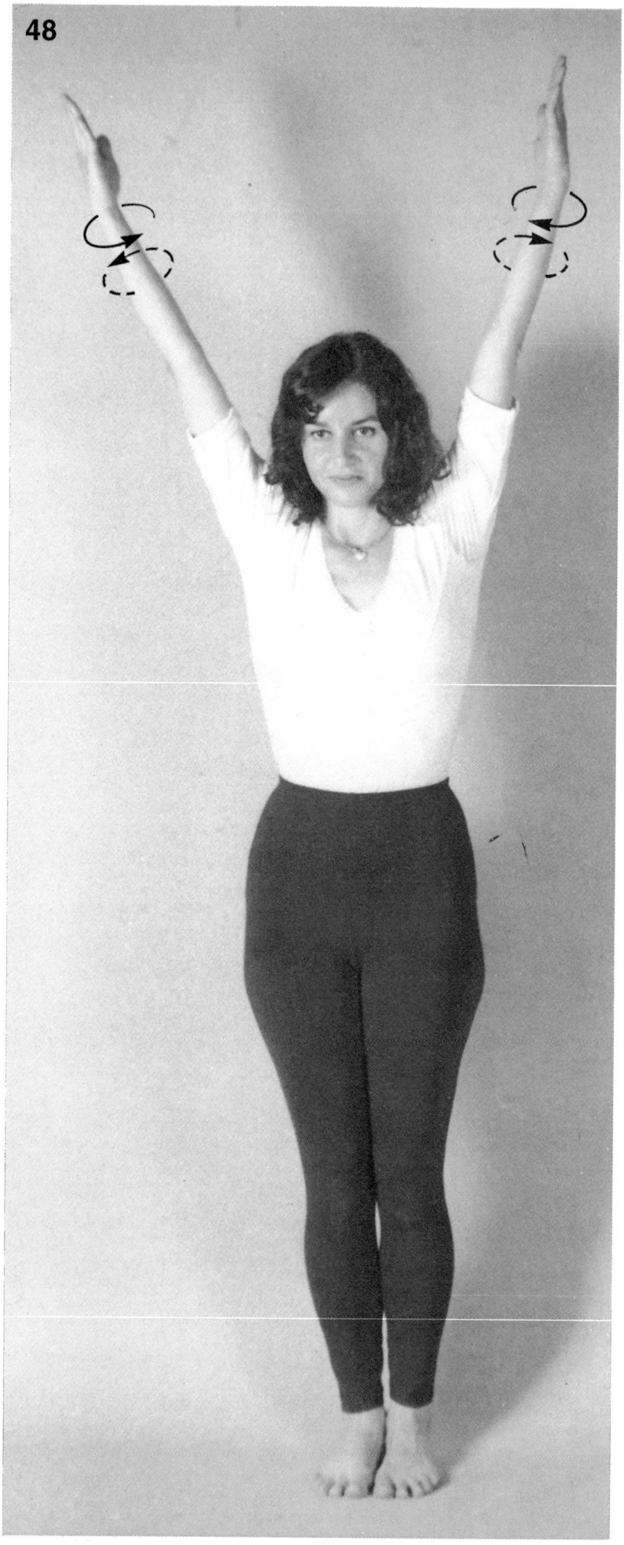

• De pie o sentados: levantar los brazos, derechos, sobre la cabeza y describir ocho pequeños círculos en un sentido y ocho en el otro (fig. 48).

49

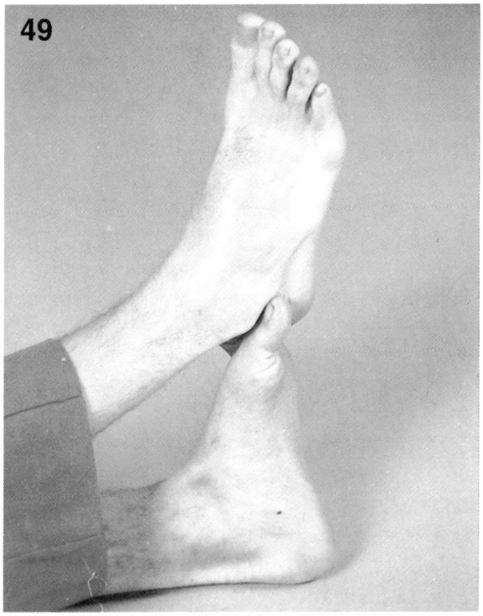

Ejercicio n.° 23

Dificultad media. Ideal para relajar y liberar todas las contracciones del dorso.

- Echados boca arriba, colocar el tendón de Aquiles de la pierna derecha entre el pulgar y el segundo dedo del pie izquierdo (fig. 49); las dos piernas permanecerán rectas, una encima de la otra.

- Brazos a lo largo del cuerpo: mientras los pies giran hacia la derecha, la cabeza gira hacia la izquierda, y viceversa. Mantener los dos hombros en el suelo (figs. 50 y 51).

- Efectuarlo al menos diez veces; seguidamente, repetir invirtiendo la posición de los pies.

50

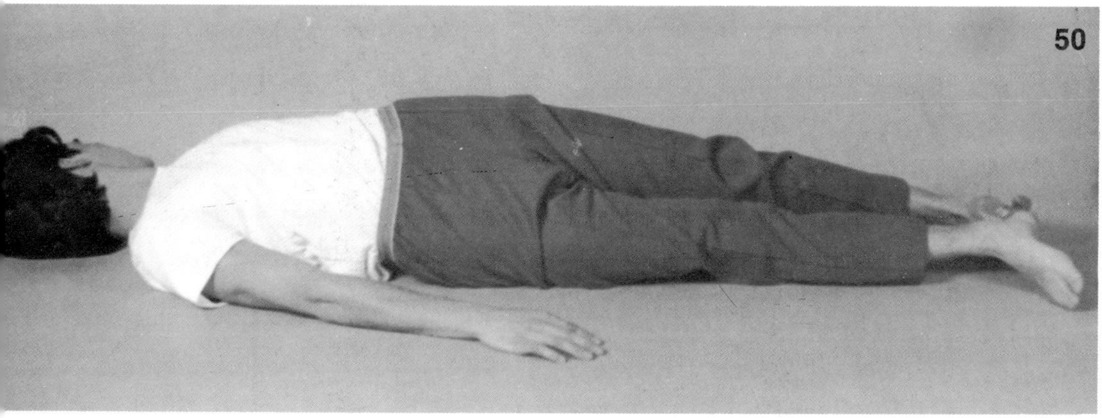

51

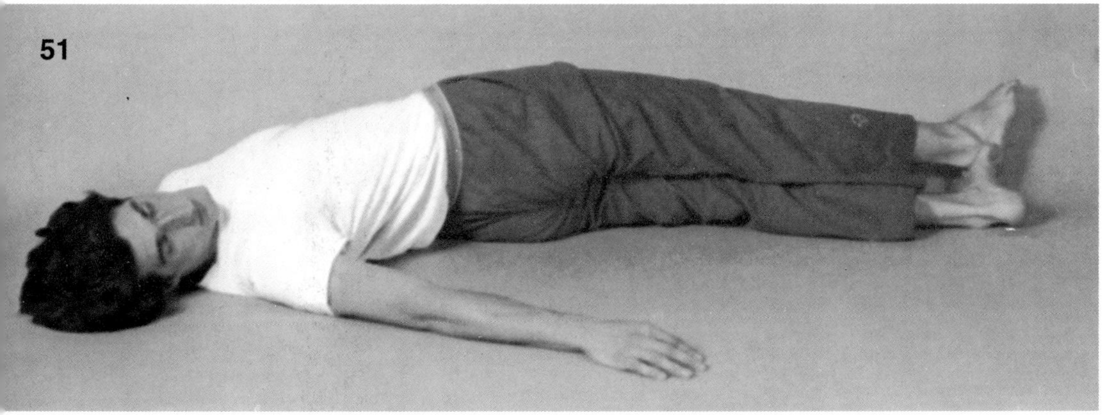

Ejercicio n.° 24

Fácil, para relajar el dorso.

• Sentados sobre los talones, con las rodillas abiertas: estirar el tronco hasta el suelo, extendiendo los brazos hacia delante. Mirar al suelo (fig. 52).

• Balancear durante un rato el tronco y después parar, en esta posición, relajando toda la espalda.

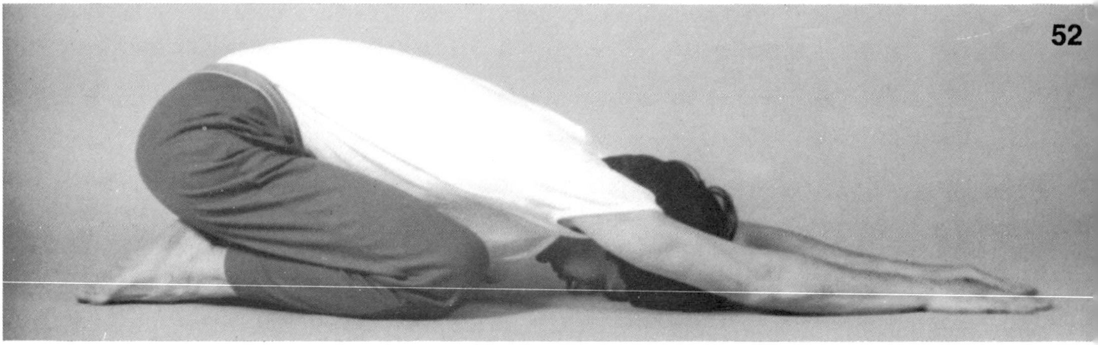

52

Ejercicio n.° 25

Fácil, para robustecer el dorso.

• Sentados sobre los talones, rodillas separadas.

• Bajar el tronco hasta el suelo y extender los brazos hacia delante, con las palmas de las manos y los antebrazos apoyados sobre el suelo

• Levantar los brazos y, en esta posición, contar hasta diez (fig. 53).

• Pausa de descanso apoyando las manos en el suelo; después, repetir cuatro veces.

• Al acabar, colocar las manos cerca de los pies, reunir las rodillas, con la frente en el suelo, y descansar el tiempo necesario.

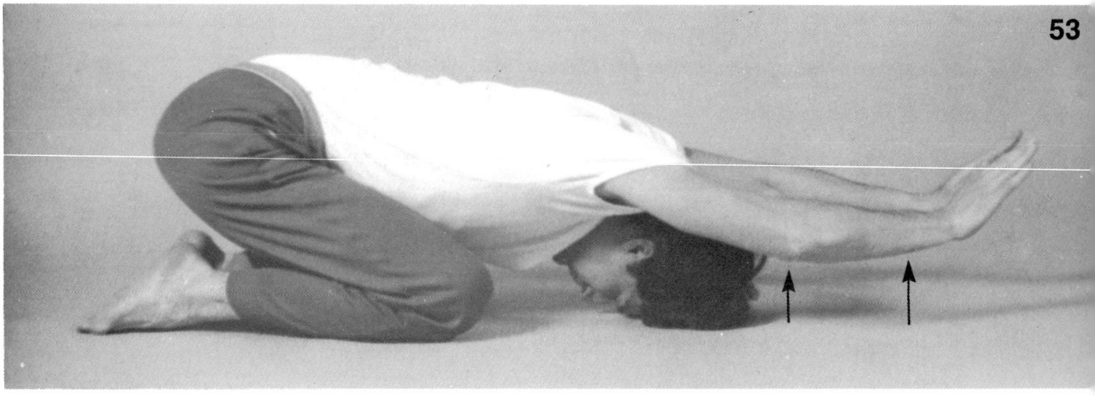

53

Ejercicio n.° 26

Dificultad media. Para movilizar las vértebras dorsales y liberar la articulación de los hombros.

• Estirados boca abajo, colocar los brazos bajo el pecho, cogiendo los codos con las manos; la frente en el suelo, las piernas y los pies unidos (fig. 54).

• Inspirando, levantarse apoyándose en codos y rodillas (fig. 55).

• Espirando, llevar la pelvis hacia atrás y, sin mover los codos, bajar la parte alta del tórax hasta apoyarla en el suelo (fig. 56).

• Parar después de diez respiraciones, si se desea; girar la cabeza sobre una mejilla.

• Repetir, parando después de diez respiraciones más, con la cabeza girada sobre la otra mejilla.

• Al acabar, descansar en la posición descrita en el ejercicio n.° 17.

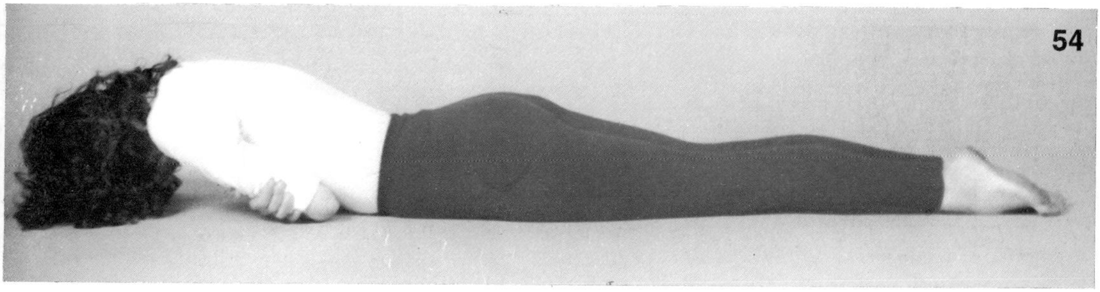

54

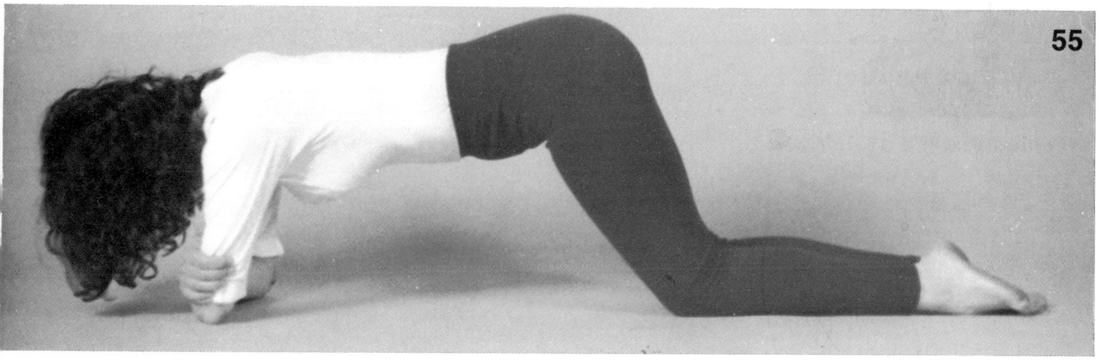

55

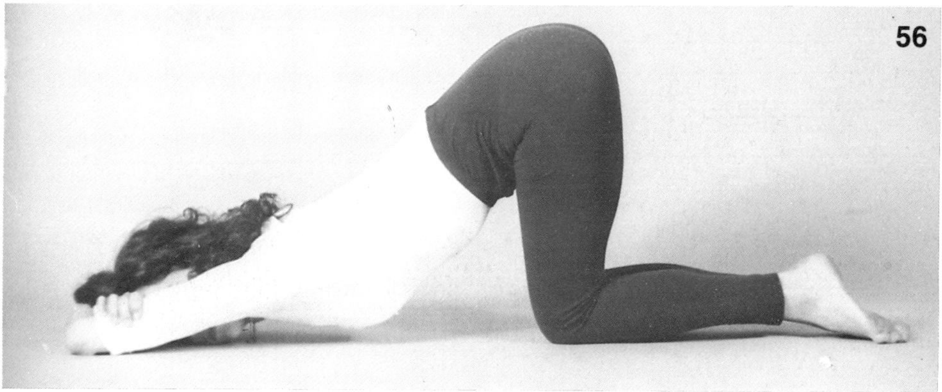

56

Ejercicio n.° 27

Dificultad media. Posición de yoga muy bella y muy efectiva para todo el cuerpo. Mencionaremos los efectos relativos a la espalda:

- moviliza todas las vértebras y elimina leves desalineamientos;
- corrige la cifosis dorsal (joroba) y ayuda a eliminar el dolor de espalda debido al cansancio o a posturas incorrectas del cuerpo;
- estimula la circulación sanguínea en el dorso, por lo que favorece la eliminación de las sustancias tóxicas de desecho y proporciona una mayor oxigenación;
- refuerza los músculos abdominales.

• Posición de partida: estirados boca abajo, frente en el suelo, piernas y pies unidos, a ser posible durante todo el ejercicio. Sin embargo; si resulta demasiado cansado mantenerlos unidos, se adoptará una posición más cómoda; manos a los lados de la cabeza (fig. 57).

• Relajar todo el cuerpo; girar la pelvis (llevar el hueso del pubis hacia el ombligo) y, con una inspiración, empezar a levantar la cabeza sin inclinarla hacia atrás. Seguidamente, respirar con regularidad.

• Levantar también parte del tronco usando sólo los músculos de la espalda. Cuando, para subir más, se tengan que usar los brazos, evitar darse impulso con ellos, como se suele hacer. En cambio, con las manos y los brazos *tirar de uno mismo* aferrándose al suelo. Asegurarse de que el abdomen está hacia dentro. Con esta acción de los brazos, la extensión hacia atrás se realizará justamente en las dorsales, obteniendo un doble beneficio: no se dañan las lumbares y se elimina la llamada «joroba», la cifosis dorsal (figs. 58 y 59).

• Repetir el ejercicio al menos cinco veces, manteniendo siempre el abdomen hacia dentro.

• Al acabar, descansar con la frente en el suelo, o sobre una mejilla, y colocar los brazos (o las manos) bajo los huesos iliacos (de la pelvis) para proporcionar alivio a las lumbares (fig. 60).

57

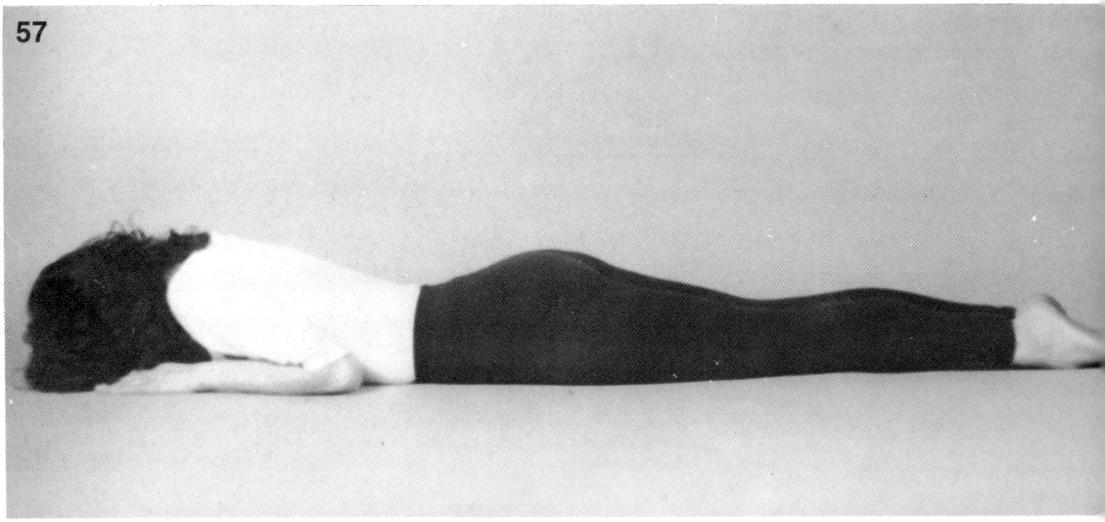

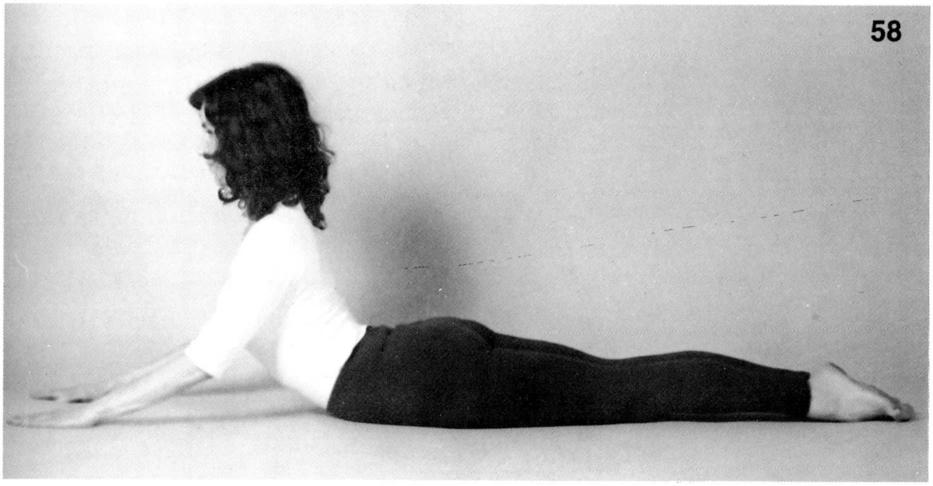
58

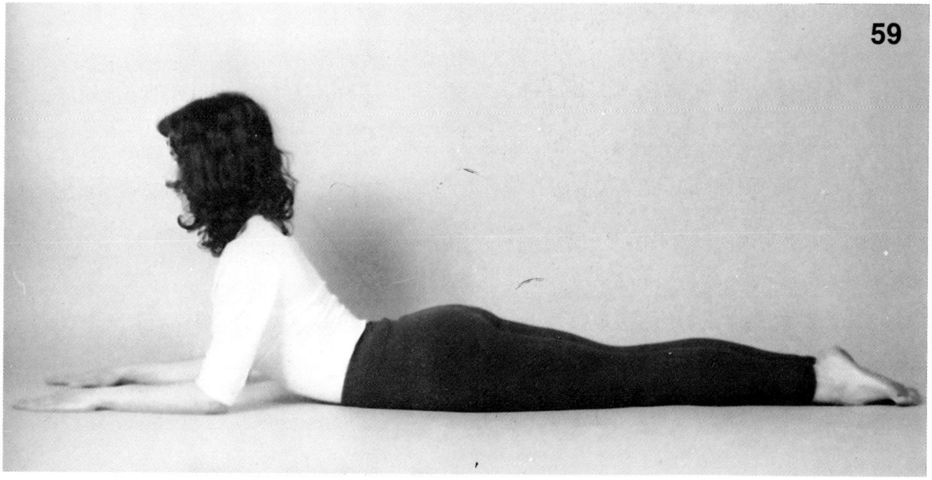
59

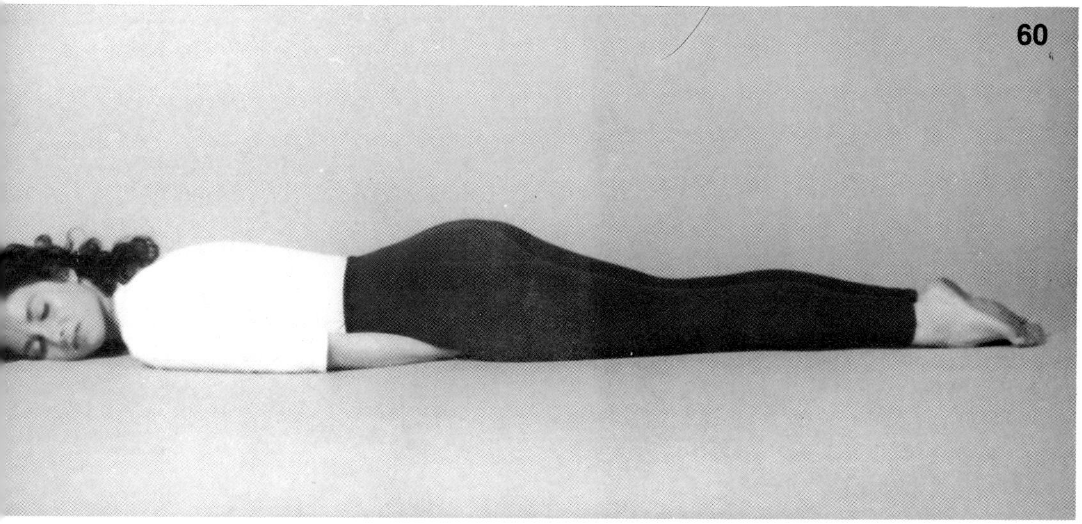
60

Ejercicio n.° 28

Difícil. Ejercicio para la apertura de la cintura escapular y de los hombros.

• Sentados, con la espalda muy recta, las piernas estiradas hacia delante. Llevar la barbilla hacia dentro y estirar la nuca.

• Entrelazar los dedos detrás de sí. Prestar mucha atención a la acción de las manos: las palmas están giradas hacia arriba (fig. 61).

• Girarlas, primero hacia sí mismos (fig. 62) y después hacia el suelo (fig. 63). (La otra manera de girarlas es totalmente ineficaz para la apertura de la cintura escapular).

61

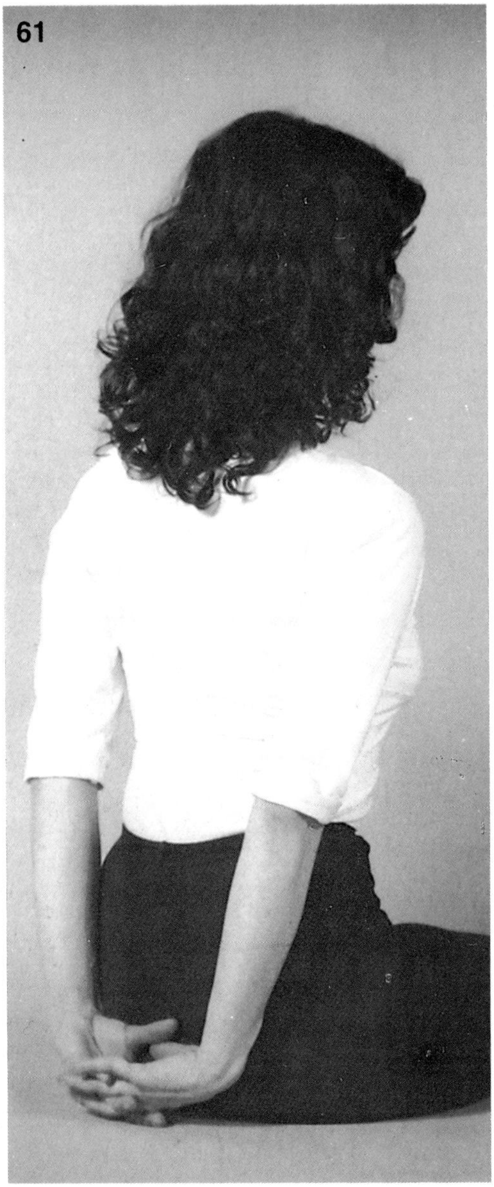

62

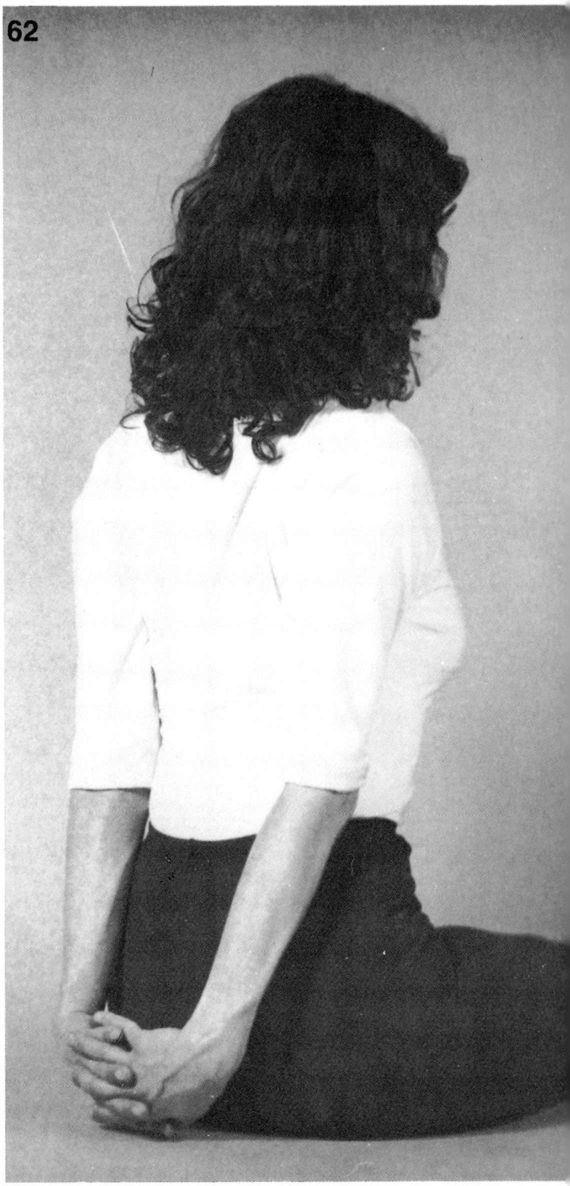

63

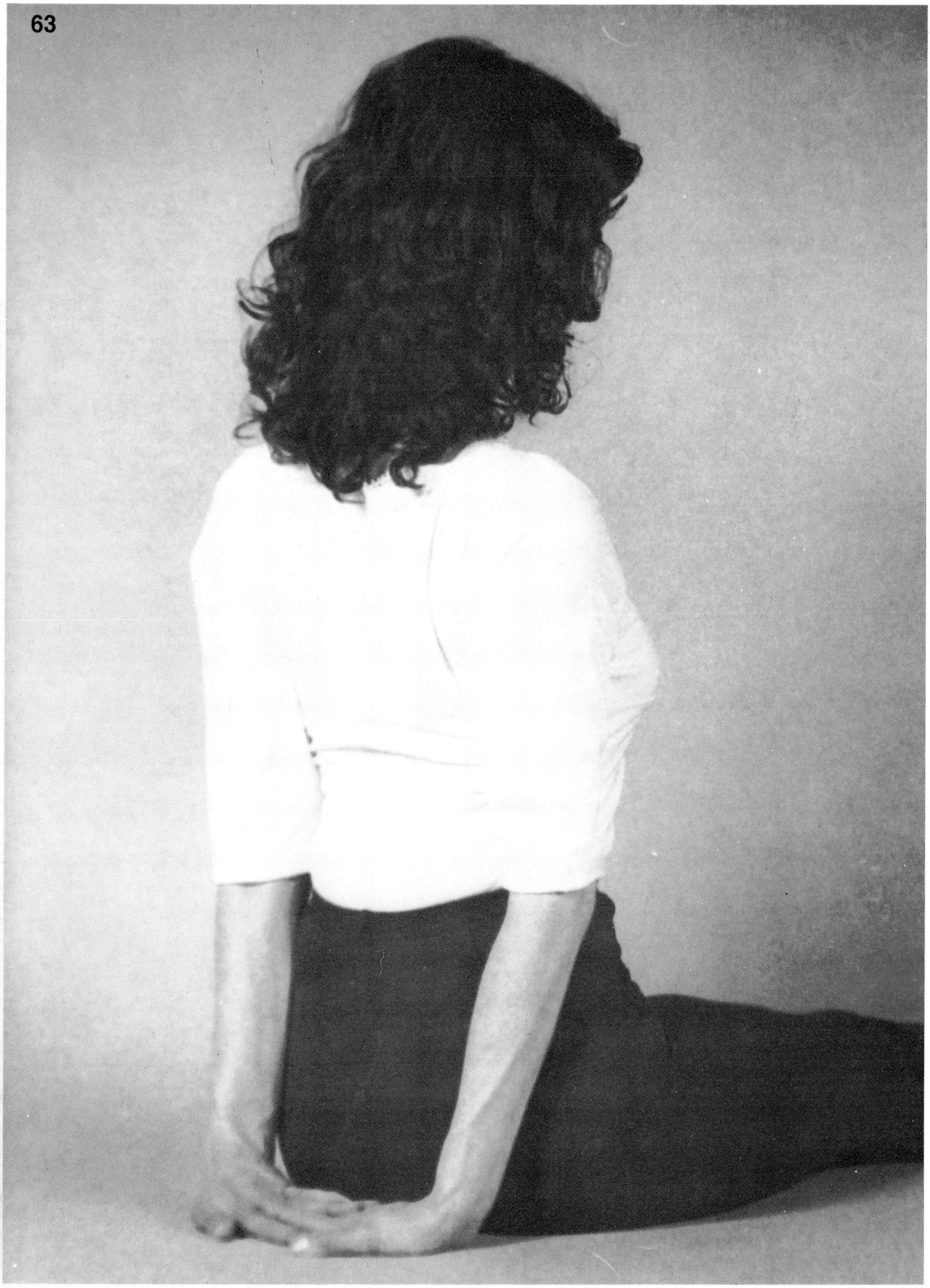

A muchas personas les resultará difícil doblar las falanges o las muñecas, o realizar la rotación de los hombros. En este caso, proceder de la siguiente forma:

• La mano izquierda con la palma girada hacia el glúteo, la mano derecha hacia el dorso. Ésta última coge la izquierda colocando el pulgar en el dorso de la izquierda. Las dos manos estarán palma contra palma (fig. 64).

• Girar la mano izquierda primero hacia el glúteo y seguidamente oprimirla sobre el suelo (fig. 65).

64

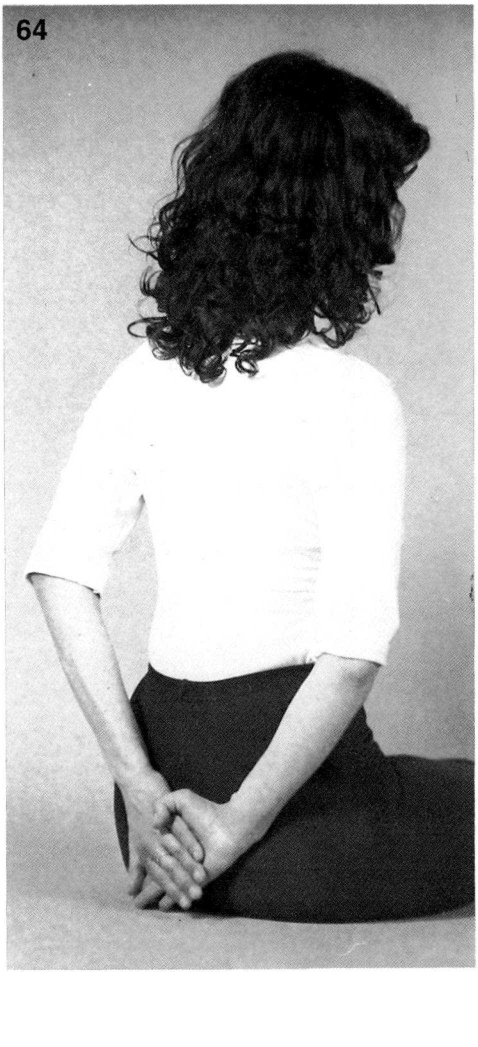

65

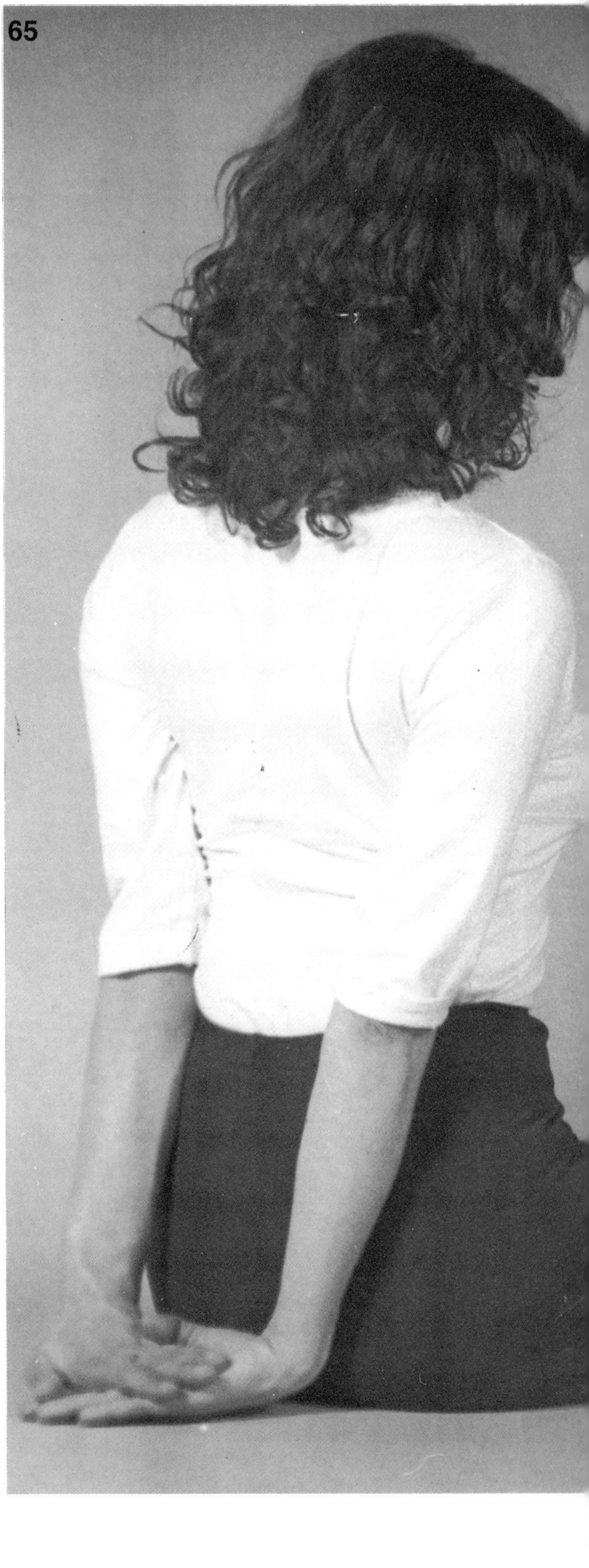

• Repetir, cambiando la posición de las manos; realizarlo al menos cinco veces por brazo.

Ejercicio n.° 29

Ejercicio muy díficil, pero muy tonificante para toda la musculatura del dorso.

• Estirados boca abajo, colocar los puños sobre la cabeza con los meñiques en contacto con la caja craneal, levantar los codos y mantenerlos levantados y abiertos durante todo el ejercicio.

• Llevar la barbilla hacia dentro (nuca muy estirada) y mirar siempre hacia el suelo. Respirar siempre de forma regular.

• En el siguiente orden, apartar del suelo: cabeza (barbilla hacia dentro), tórax y, si es posible, estómago y abdomen, piernas (fig. 66).

• Mantener la posición contando hasta ocho. Liberar y repetir al menos cinco veces.

• Al acabar, descansar un momento con las manos situadas bajo los huesos iliacos. Seguidamente, realizar el ejercicio n.° 17.

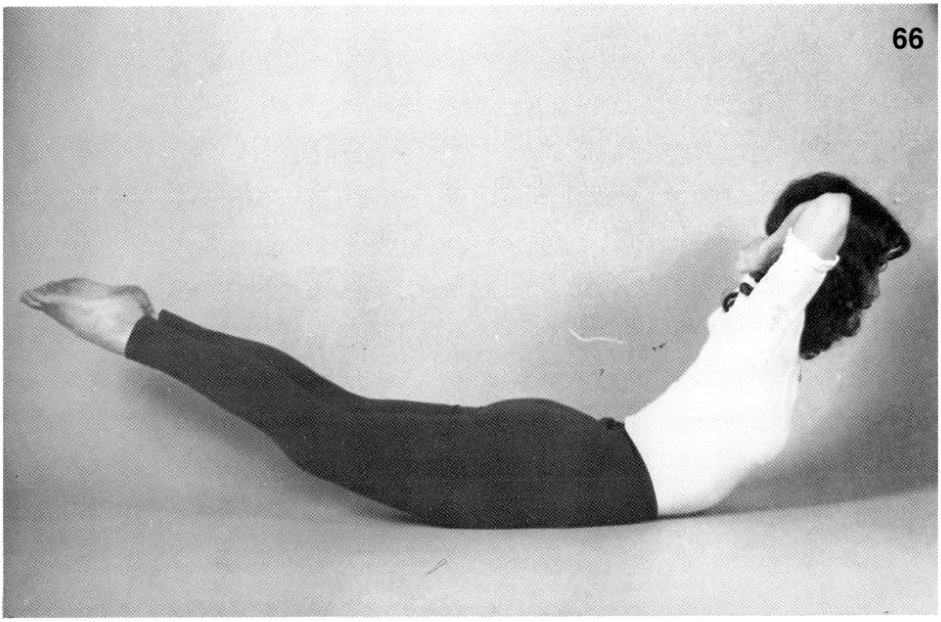
66

EJERCICIOS PARA EL SEGMENTO CERVICAL

La correcta posición de la parte superior del cuerpo (parte alta del tórax, cuello y cabeza) depende esencialmente de la potencia muscular del cuello y de la liberación de posibles contracciones musculares, determinadas por tensiones psíquicas.

En efecto, tener cabeza no es tan sencillo: la cabeza pesa mucho, más de 10 kg. Además, soportar el estrés de la vida actual requiere una gran capacidad de relajación.

El estrés es la primera causa de tantas manifestaciones dolorosas en las vértebras cervicales (por ejemplo, el síndrome de Atlas, típico en personas que sienten sobre sí mismas todas las responsabilidades de la familia, del trabajo y del mundo que les rodea).

La finalidad de los ejercicios presentados en esta sección es justamente el fortalecimiento de la musculatura anterior y posterior del cuello, el estiramiento, unido a la relajación, de los músculos posteriores.

Artrosis cervical, tortícolis, nuca rígida y dolorosa «deberán» desaparecer o, al menos, disminuir, gracias a la formidable estimulación sanguínea provocada por estos ejercicios.

Los efectos benéficos también se extenderán a la psique, porque tener un cuello fuerte, robusto y ligero confiere mayor seguridad, euforia, vitalidad nerviosa y ganas de vivir.

Ejercicio n.° 30

Fácil. Para realizar en el suelo o encima de una silla, con la espalda erguida. Efecto de movilidad y relajación.

• Doblar la cabeza sobre el tórax, relajar la nuca. Esperar un momento; seguidamente, girar la cabeza hacia la derecha y hacia la izquierda, manteniendo siempre la barbilla cerca del esternón. Repetirlo cinco veces.

• Cabeza recta, girarla hacia la derecha, pararse y relajar toda la nuca; después girarla hacia la derecha, al máximo de sus posibilidades de rotación. Pausa. Girarla lentamente hacia la izquierda y repetir como antes. Realizarlo al menos dos veces por parte.

• Primero llevar el cuello hacia atrás (muy importante); después girar la cabeza hacia atrás y hacia la izquierda, como si se quisiera describir un arco con la barbilla, desde un hombro hasta el otro. Repetirlo cinco veces.

• Manteniendo la cabeza recta y mirando hacia delante, inclinar la cabeza hacia el hombro derecho y después hacia el hombro izquierdo. Repetirlo cinco veces.

• Llevar hacia delante y hacia atrás el cuello, como si se quisiera describir con la barbilla una línea paralela al suelo. Realizarlo diez veces.

• Rotaciones completas, lentas y con la nuca muy relajada, tres veces en un sentido y tres en el otro.

Ejercicio n.° 31

Fácil. Para realizar sentado sobre los talones o encima de una silla, espalda erguida. Pequeña serie para robustecer el cuello.

Se trabajan las vértebras cervicales «en oposición», es decir: mientras la cabeza quiere ir en una dirección, las manos opondrán una fuerza casi igual y contraria a la dirección en la que quiere ir la cabeza, y viceversa.

• Puños en el occipucio (parte redondeada al final del cráneo), con los meñiques en contacto con el cráneo, empujar con las manos para que la cabeza baje (fig. 67).

La cabeza opone una cierta resistencia, pero se baja, mientras se *inspira* (importante). Espirando, la cabeza empuja para subir y las manos oponen una cierta resistencia. Cinco veces.

67

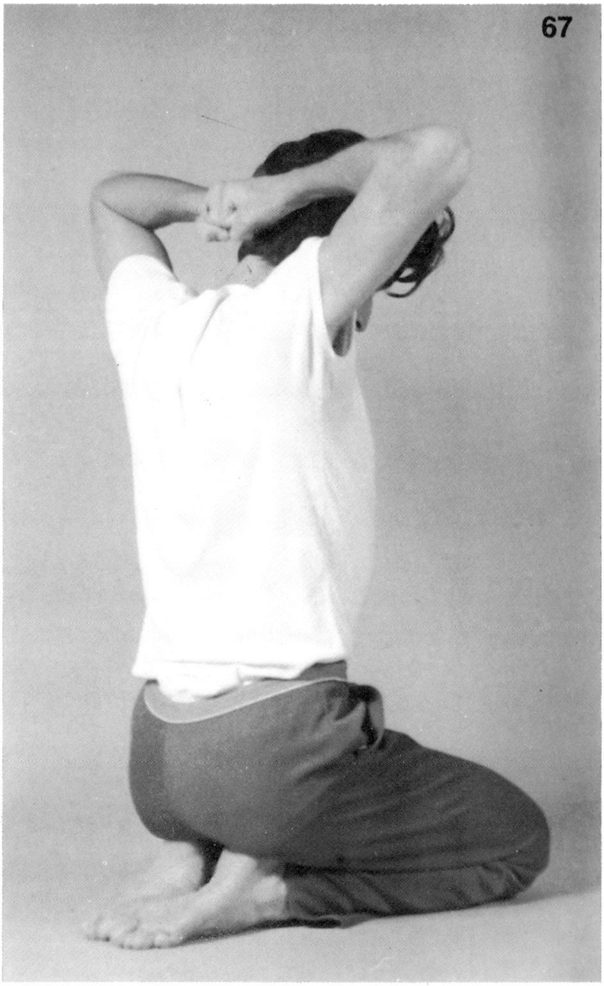

• Tomar la barbilla entre pulgares e índices (fig. 68): inspirando, las manos empujan para llevar la cabeza hacia atrás, y ésta opone resistencia. Espirando, la cabeza empuja para volver a la posición inicial (recta), y las manos oponen resistencia. Cinco veces.

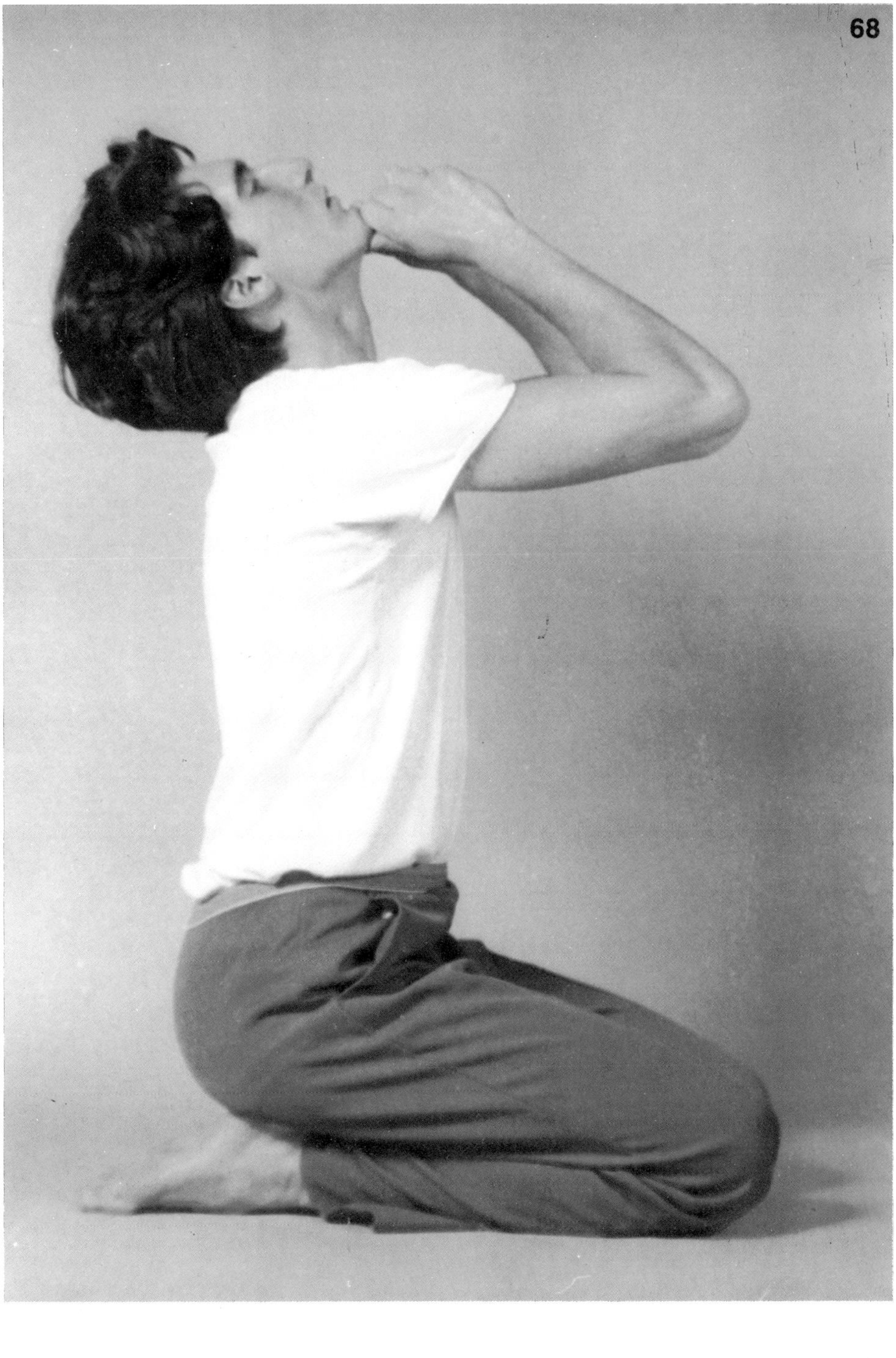
68

• Barbilla apoyada en la base del pulgar de la mano derecha e índice (de la mano derecha) apoyado en el hueso de la nariz.

Inspirando, la mano empuja para girar la cabeza hacia la izquierda y la cabeza opone resistencia (fig. 69).

Espirando, la cabeza empuja para girar completamente hacia la derecha y la mano opone resistencia. Realizarlo cinco veces, seguidamente cambiar de mano y repetir otras cinco veces.

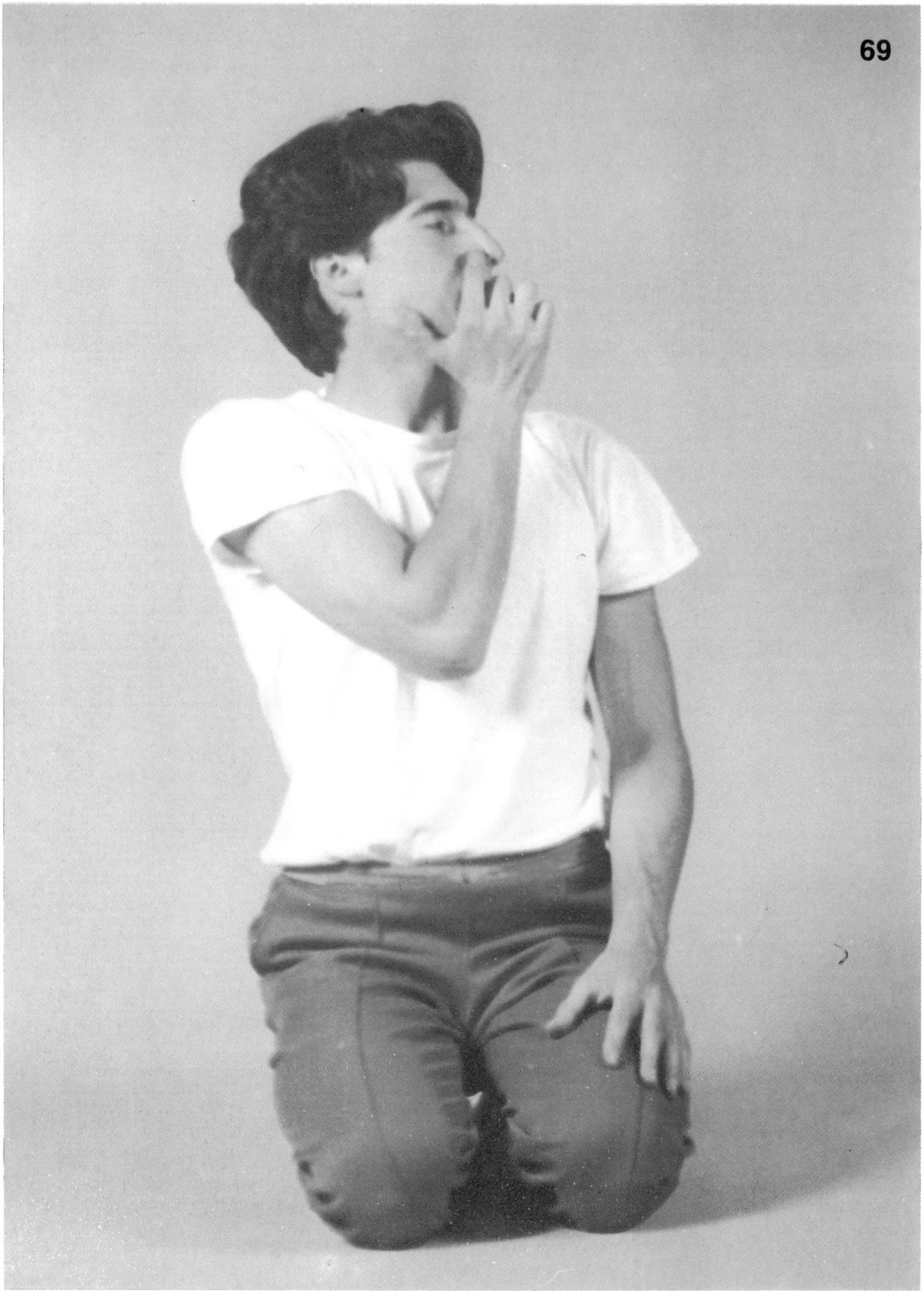

• Palma de la mano derecha sobre la sien derecha (fig. 70).

Inspirando, la mano empuja para inclinar hacia la izquierda la cabeza, que opone resistencia.

Espirando, la cabeza empuja para inclinarse hacia la derecha y la mano opone resistencia.

Realizarlo cinco veces; después, repetir con la otra mano.

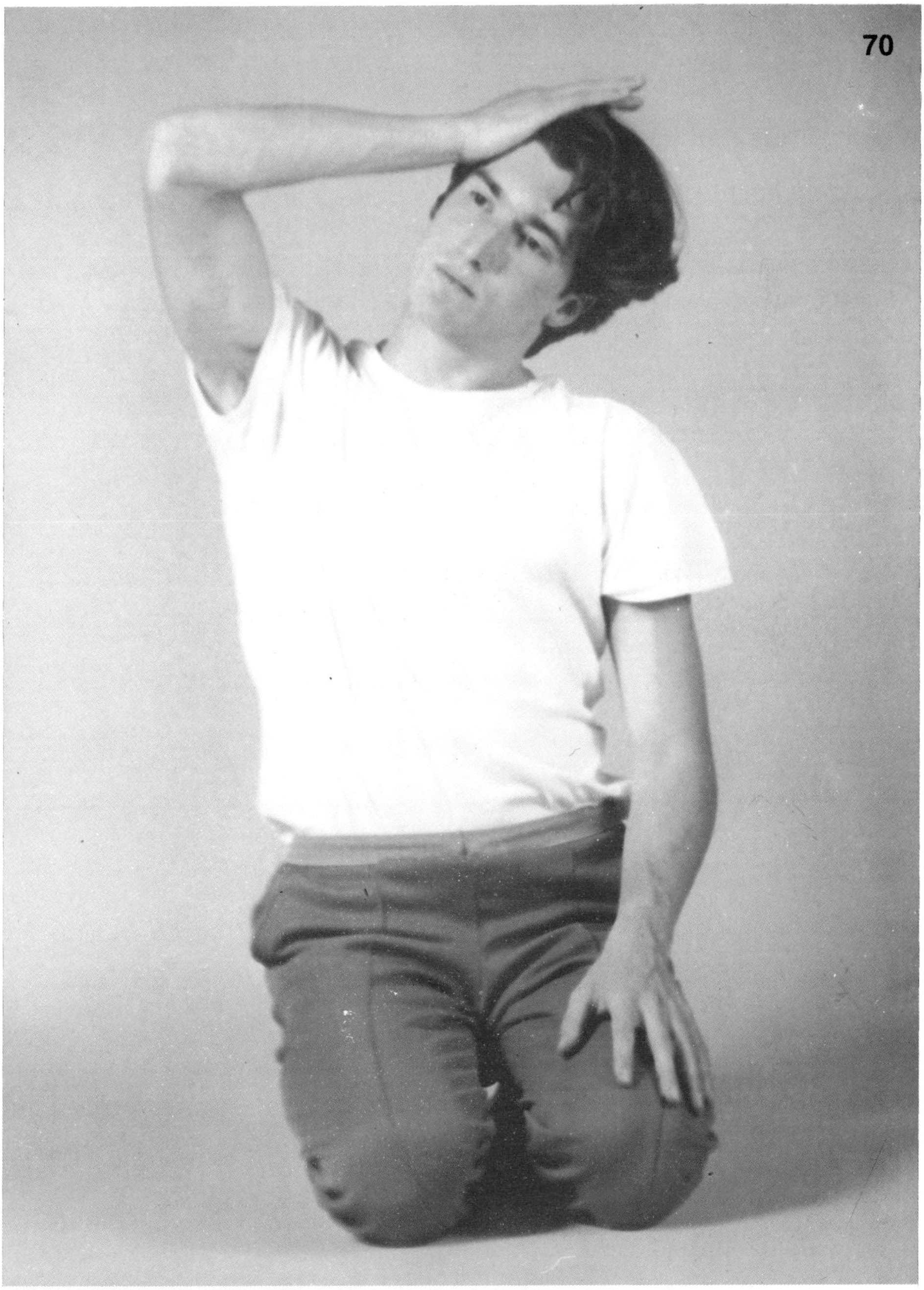

70

Ejercicio n.° 32

Fácil. Muy relajante. Para realizar justo en el momento en que nos sintamos un poco cansados.

- Sentados en una mesa, apoyar en ella los brazos y poner la frente en los antebrazos. Permanecer así durante algunos minutos, relajando la nuca y respirando lenta y profundamente.

Ejercicio n.° 33

Dificultad media. Ejercicio de estiramiento y relajación.

- Sentados sobre los talones, poner la frente en el suelo, cerca de las rodillas y las manos a los lados de éstas.
- Inspirando, levantarse rodando sobre la cabeza hasta doblarla al máximo; la barbilla entra casi en el epigastrio del esternón (fig. 71).
- Espirando, volver a sentarse sobre los talones.
- Repetir tres veces; después quedarse en la misma posición durante diez respiraciones, con la cabeza doblada al máximo y relajando todos los músculos de la nuca y de la espalda.
- Volver a sentarse sobre los talones, levantar los antebrazos y apoyar la frente en las manos (fig. 72). Esperar un momento a que se restablezca la circulación sanguínea normal en el cerebro y seguidamente ponerse de pie.

71

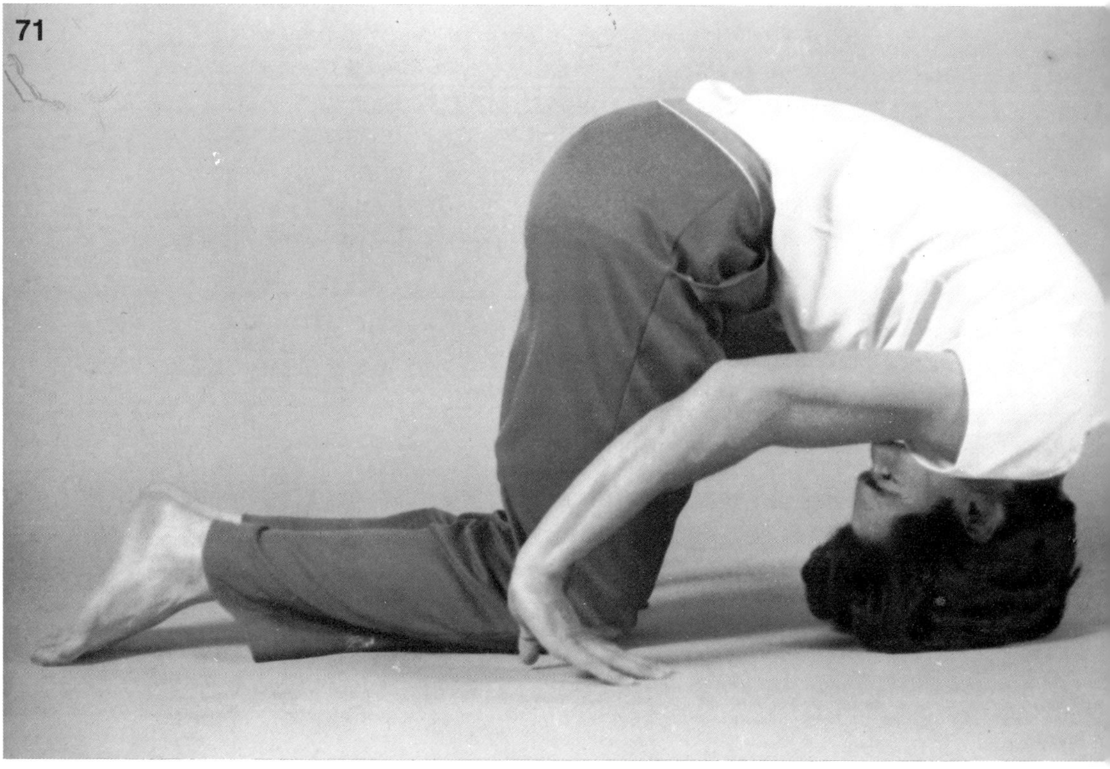

72

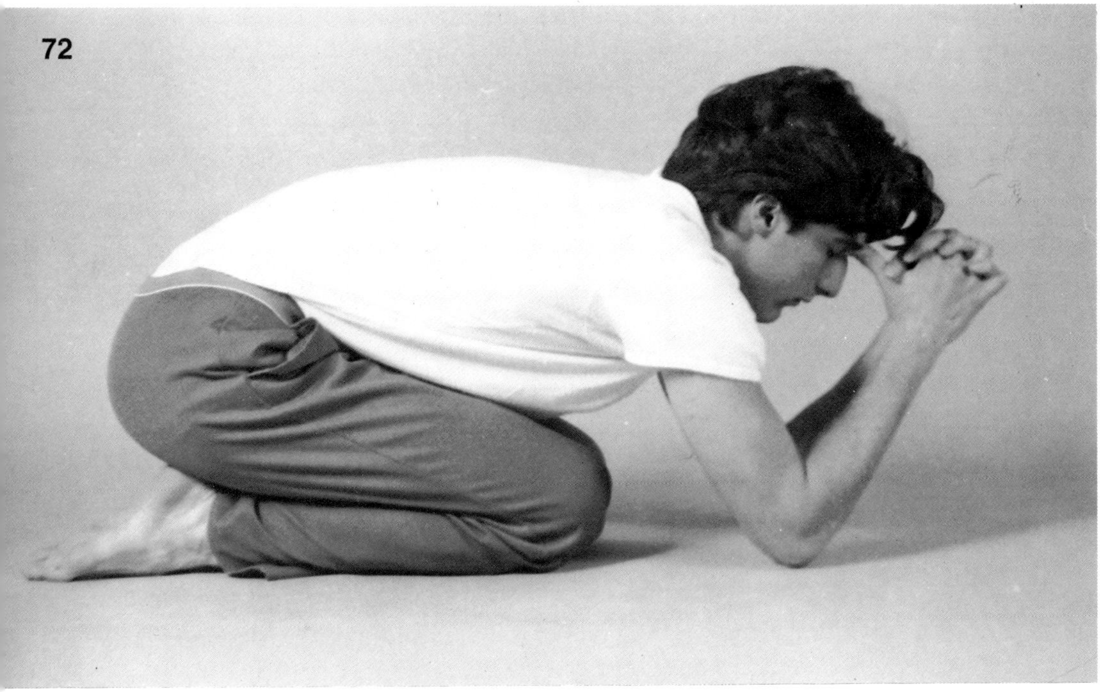

Ejercicio n.° 34

Dificultad media. Ideal tanto para relajar la nuca como para fortalecer los músculos posteriores del cuello.

• Estirados boca abajo, apoyados en los codos colocados debajo de los hombros, doblar hacia delante la cabeza y abandonarla a su peso (fig. 73); inmediatamente se advertirá un estiramiento, que se prolongará a lo largo de toda la espalda. No hacer absolutamente nada: dejar que la cabeza pese, que la nuca se relaje y que la barbilla se acerque a la garganta.

73

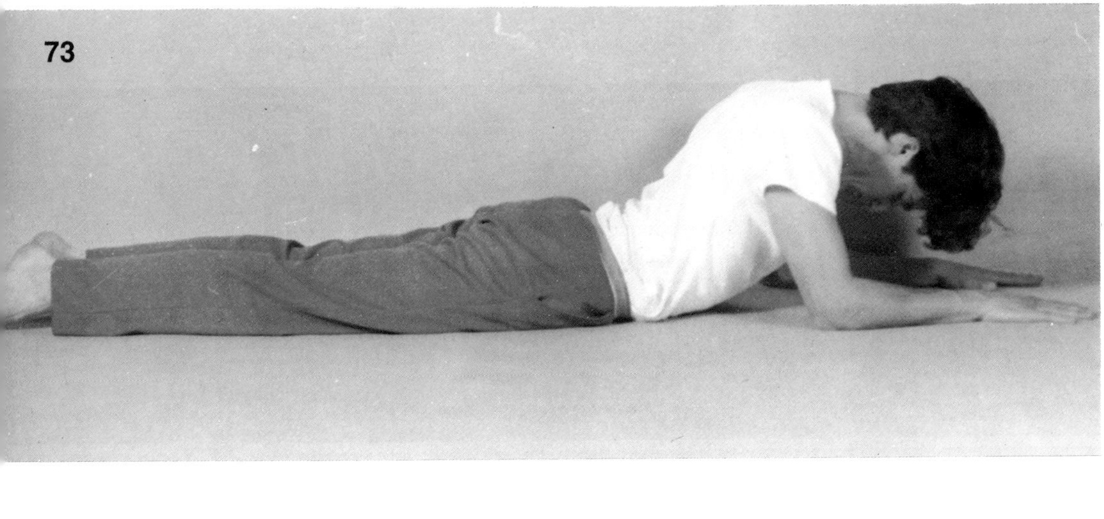

Quedarse así, en abandono completo, durante tres o cuatro minutos.

Se alcanzará una profunda relajación, con gran distensión y descongestión de la nuca.

• Ahora, manteniendo la barbilla cerca de la garganta, empezar a enderezar el cuello. Mirar siempre hacia el suelo para no girar la cabeza hacia atrás. De esta forma, la nuca permanecerá extendida, estirada.

Continuar, intentando llevar el cuello hacia atrás (fig. 74) sin girar la cabeza hacia atrás.

• Finalmente, cuando se advierta cansancio, descansar con una mejilla en el suelo y colocar las manos bajo los huesos iliacos (fig. 75) para aliviar las vértebras lumbares.

Este ejercicio, llamado *la esfinge,* también es muy útil para corregir la cifosis dorsal si se le añade una acción con los brazos, tirando, con las manos en el suelo, hacia uno mismo. En seguida se produce una distensión justamente en el punto dorsal.

Ejercicio n.° 35

Dificultad media. Ejercicio complementario al precedente, para robustecer los músculos anteriores del cuello.

74

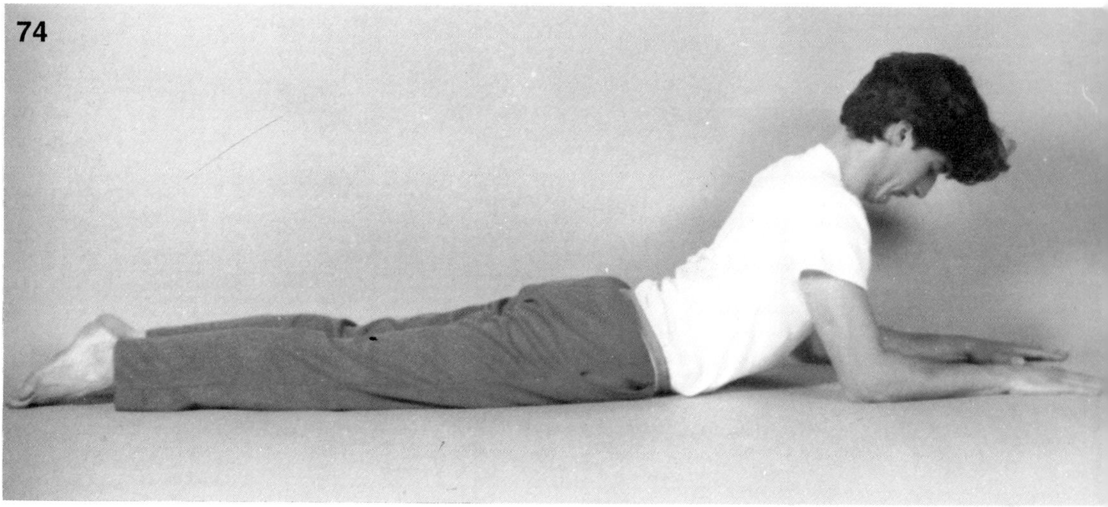

75

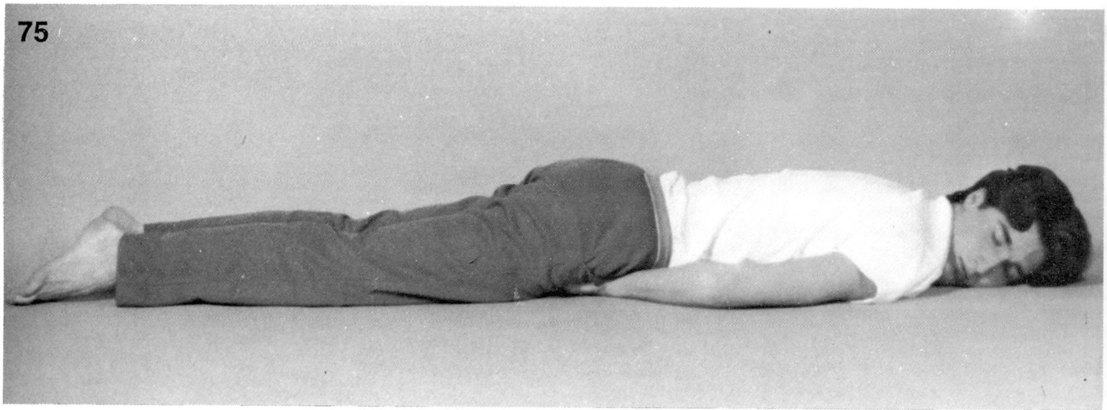

• Echados boca arriba, relajar completamente los brazos, que no intervendrán en ningún momento.

• Levantar la cabeza, acercar la barbilla a la garganta e intentar avanzar con la frente hacia los pies (fig. 76). Usar exlusivamente los músculos del cuello.

• Muy pronto se advertirá cansancio, justamente por la falta de tono de los músculos anteriores. Entonces, coger con una mano la cabeza, los dedos en dirección a la nuca (fig. 77) y sostenerla un momento para descansar. La barbilla siempre debe estar cerca de la garganta. Después, volver a poner el brazo en el suelo y continuar el ejercicio.

• Para terminar, volver a coger la cabeza con la mano como se ha indicado, o bien con las dos manos (las dos en dirección a la nuca, una encima de la otra, codos unidos encima de la frente (fig. 78), y apoyar en el suelo una vértebra cada vez, para estirar la nuca y potenciar los beneficios del ejercicio.
Relajarse profundamente.

76
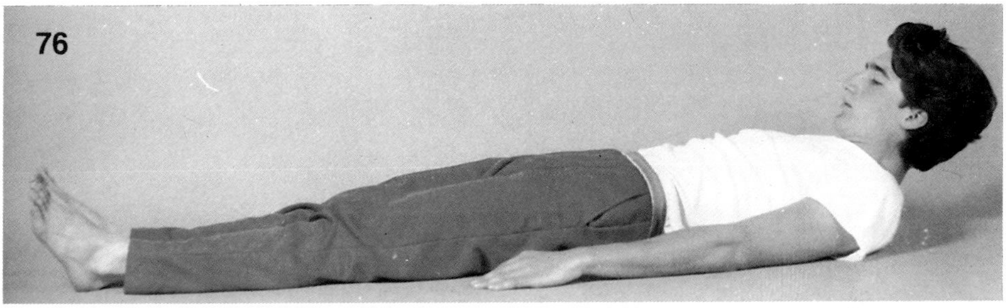

77
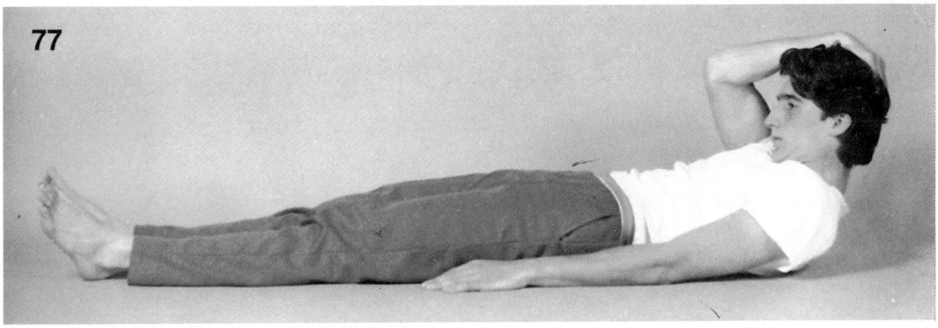

78
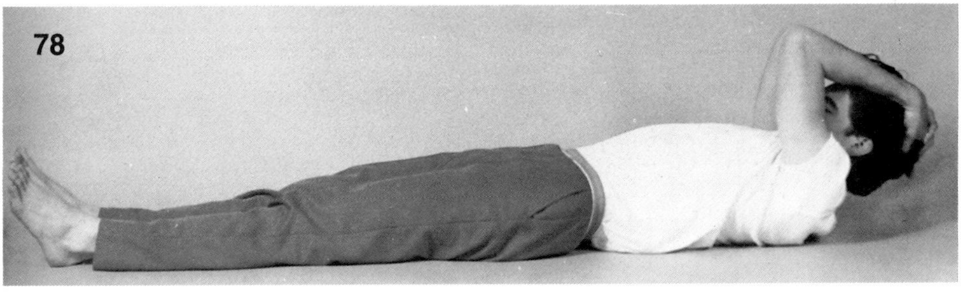

EJERCICIOS AUXILIARES

Cuidar la propia espalda significa protegerla, fortalecerla, pero también aprender a usar otros músculos para no cargar siempre los pesos sobre la espina dorsal.
Nosotros tenemos dos posibilidades, otros dos grupos de músculos que pueden constituir un válido apoyo, e incluso sustituir los músculos dorsales en algunas operaciones de la vida diaria (por ejemplo: al levantar pesos, flexionar las piernas y evitar curvar la espalda).
Se trata de los músculos abdominales y los músculos de las piernas.
Por consiguiente, veamos algunos ejercicios para potenciarlos.

Ejercicios para los abdominales

Ejercicio n.° 36

Fácil. Para realizar con el estómago vacío.

• Echados boca arriba, piernas dobladas, pies en el suelo, manos en el abdomen para sentir mejor el trabajo de los abdominales.

• Levantar, usando *sólo* los músculos abdominales, cabeza y hombros; bajar al suelo. Levantar espirando, volver al suelo inspirando, con un movimiento lento y regular y, consiguientemente, con una respiración lenta y regular (figs. 79 y 80).

• Realizarlo seis veces y, después de una pausa de descanso, repetir el ciclo.

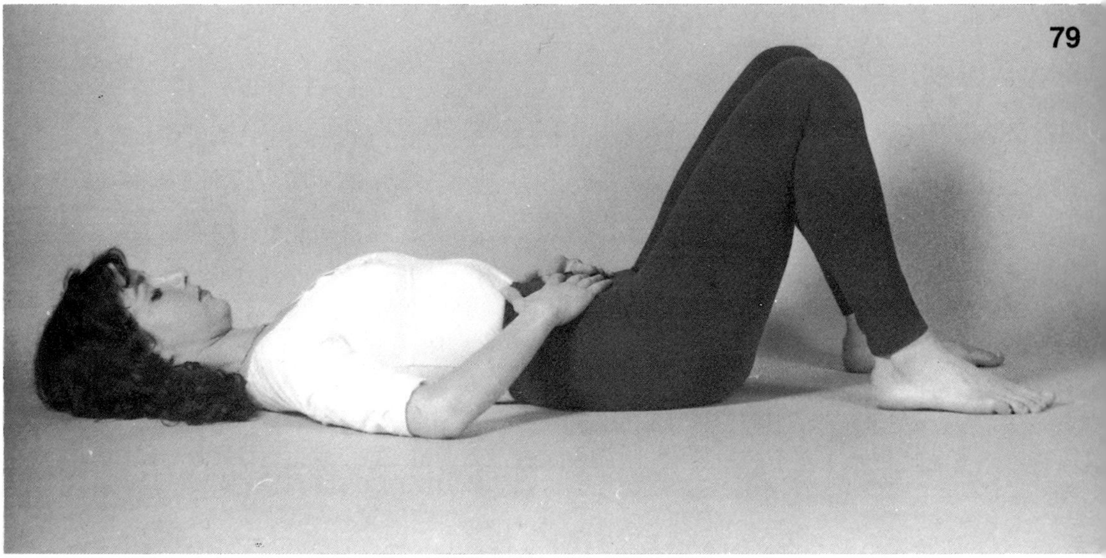

79

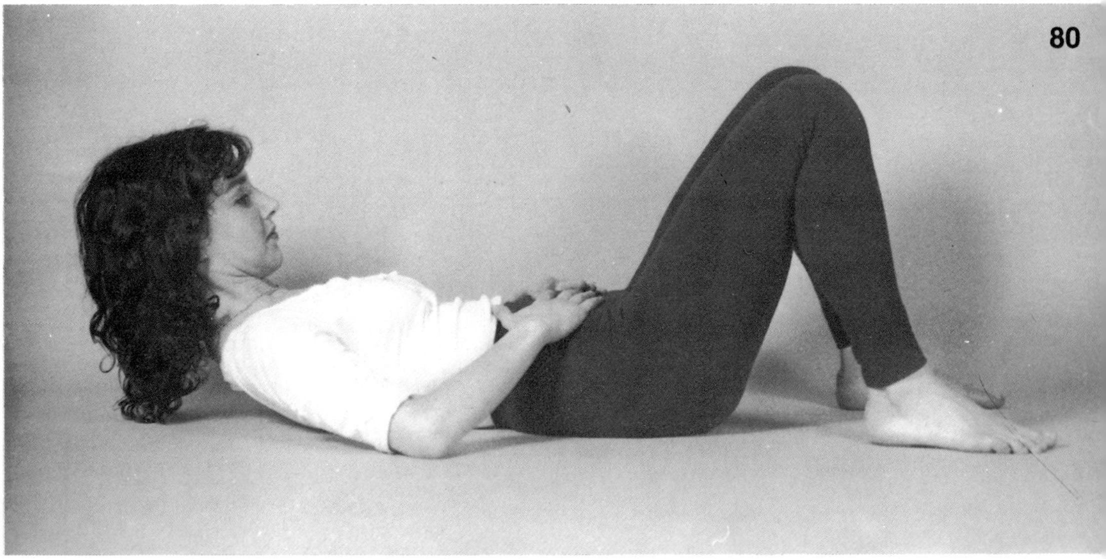

80

Ejercicio n.° 37

Fácil. Para realizar con el estómago vacío.

- En decúbito supino (echado boca arriba), recoger las piernas sobre el tórax espirando.
- Inspirando, levantar cabeza y hombros (figs. 81 y 82).
- Espirando, soplar con fuerza por la boca.
- Repetir seis veces, después apoyar los pies en el suelo, girar la pelvis (ayudándose con un ligero empujón de los pies) y respirar tranquilamente con el diafragma. El abdomen se eleva durante la inspiración y baja durante la espiración.

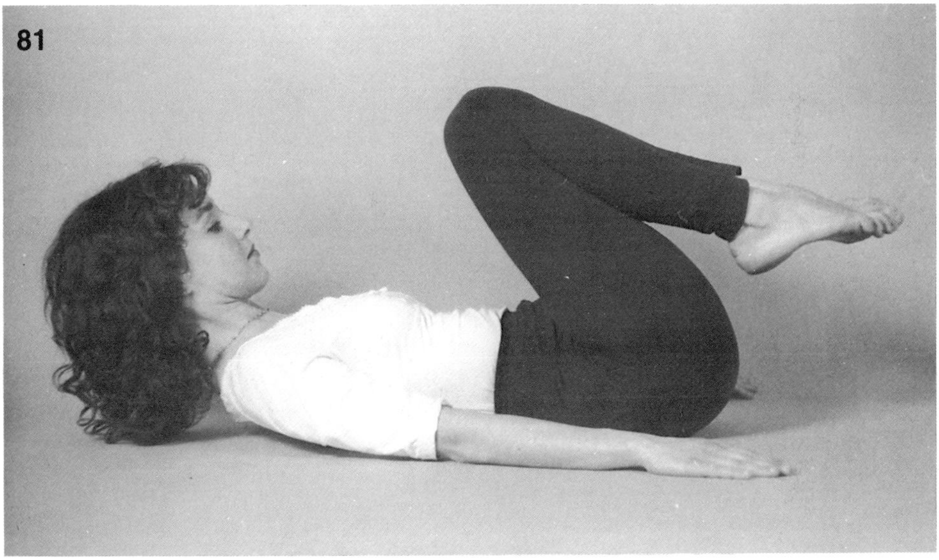
81

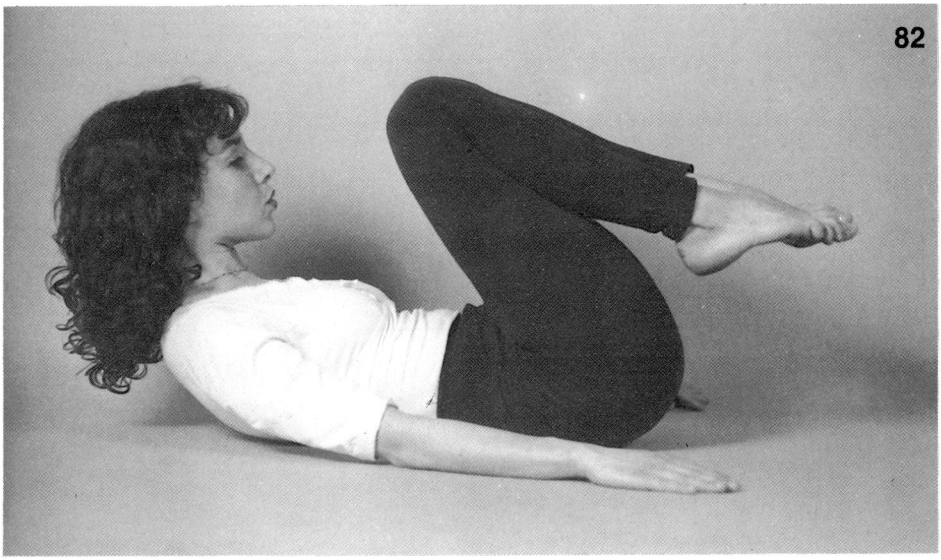
82

Ejercicio n.° 38

Fácil. Para realizar con el estómago vacío.

- En supino, piernas dobladas, planta del pie en el suelo, manos entrelazadas debajo de la cabeza.
- Levantar al mismo tiempo cabeza, rodilla izquierda y codo derecho, y acercarlos (fig. 83); después realizar el mismo movimiento con la rodilla derecha y el codo izquierdo (fig. 84).
- Repetir la serie al menos ocho veces. Pausa de descanso; seguidamente, realizar otro ciclo.

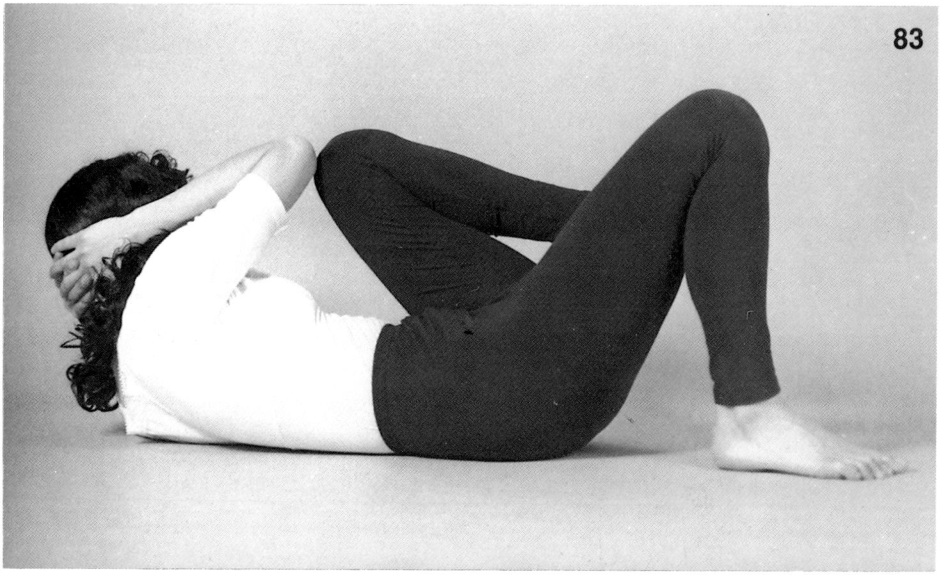

83

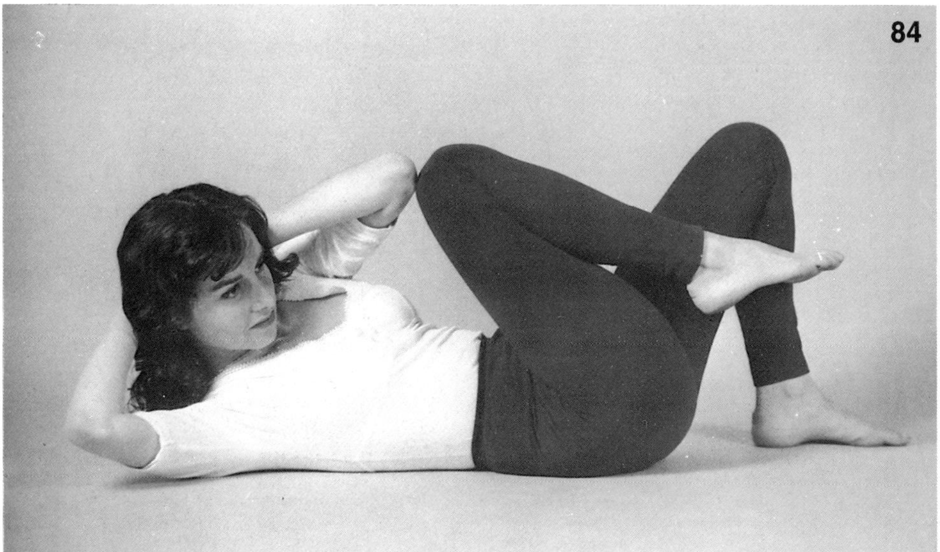

84

Ejercicio n.° 39

Dificultad media. Para realizar con el estómago vacío.

• En supino, colocar los puños debajo de los glúteos para favorecer la rotación de la pelvis con el fin de proteger las vértebras lumbares. Mantener la pelvis constantemente girada durante todo el ejercicio.

• Espirando, levantar una pierna, tensa (fig. 85); volverla a bajar inspirando.

• Realizar el ejercicio con la otra pierna y repetir toda la serie ocho veces.

• Descanso, después repetir un segundo ciclo.

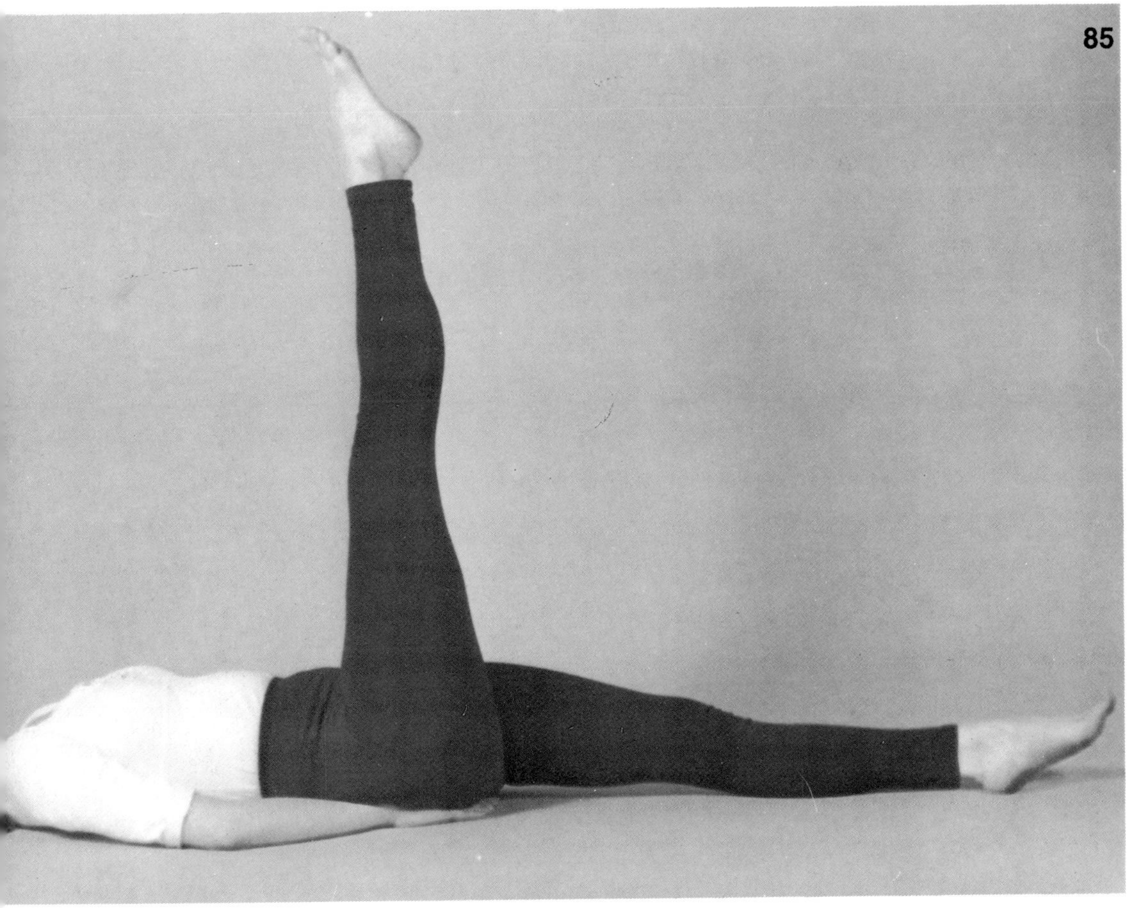

85

Ejercicio n.° 40

Muy difícil. Para realizar con el estómago vacío.

• En supino, brazos debajo del cuerpo, puños bajo los glúteos (como en el ejercicio n.° 39).

86

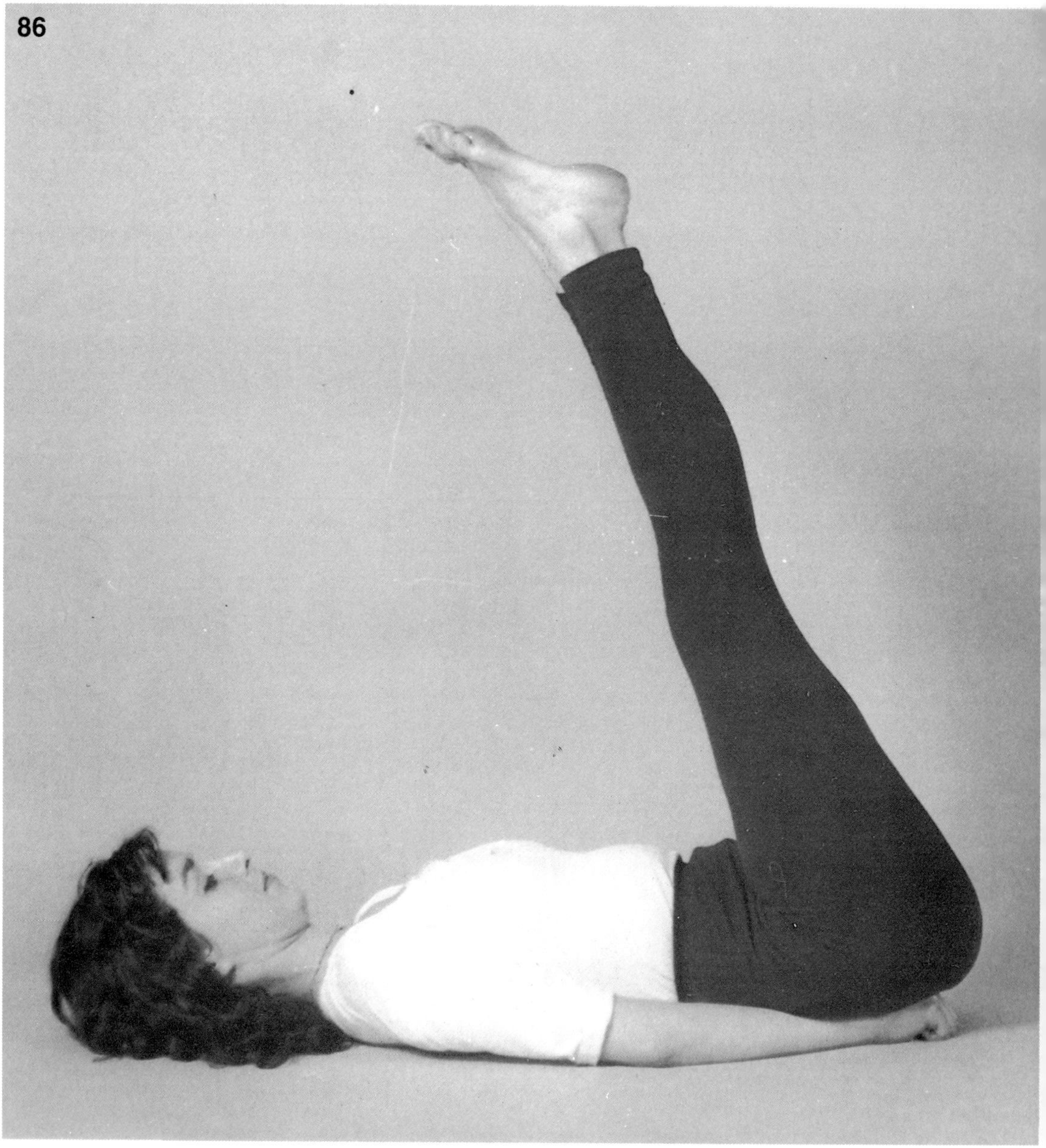

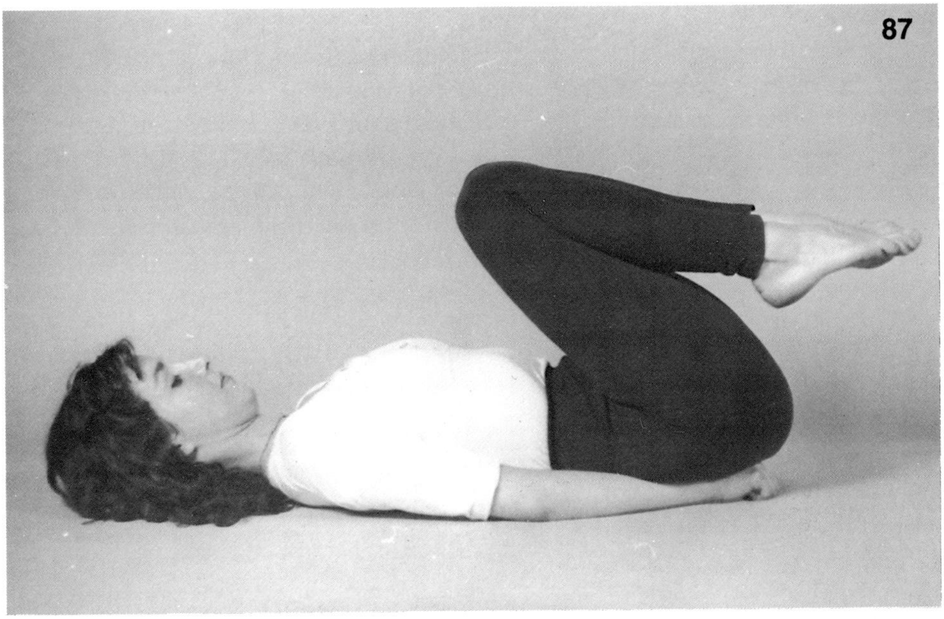

87

Primera serie

• Levantar las piernas, tensas, hasta un ángulo de 90° (fig. 86).

• Doblar las piernas sobre el tórax, abrir las rodillas (fig. 87).

• Estirar las piernas hata llegar casi al suelo, pero sin apoyarlas (fig. 88) y en seguida iniciar la elevación con las piernas tensas y unidas.

• Realizarlo cuatro veces.

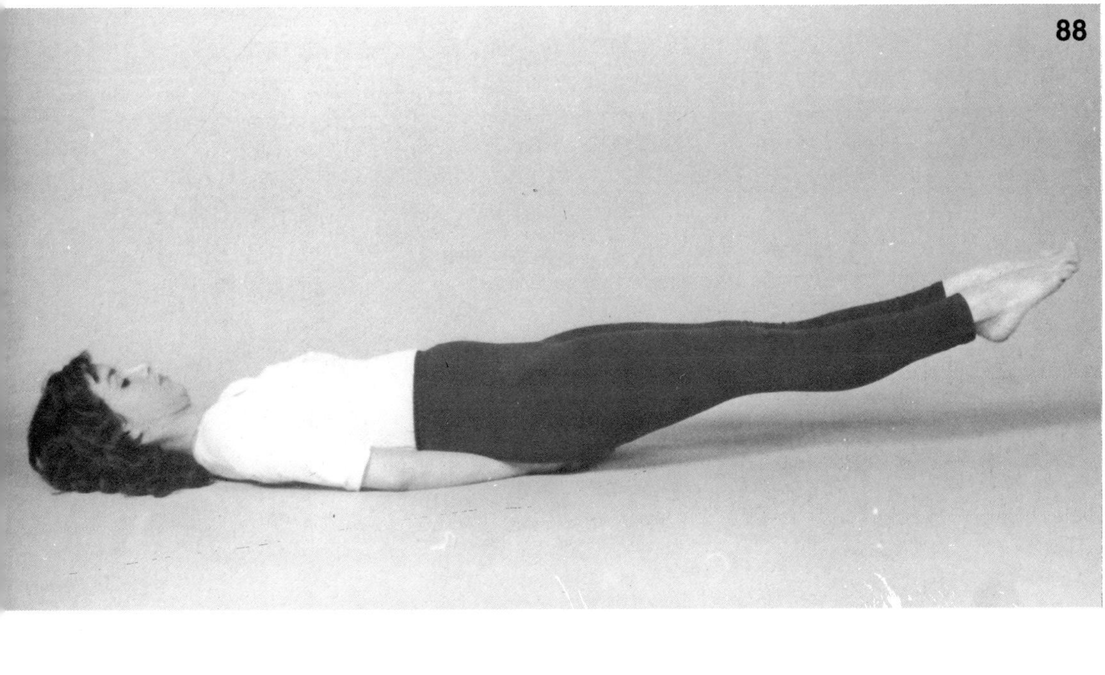

88

Segunda serie

- Piernas tensas y unidas, estiradas en el suelo pero sin apoyarlas (fig. 88).

- Doblarlas abriendo las rodillas (fig. 89).

- Reunir las rodillas sobre el pecho (fig. 90)

- Extender las rodillas para formar un ángulo de 90° con el cuerpo (fig. 91).

- Lentamente, piernas siempre unidas y tensas, bajarlas hasta llegar casi al suelo y, sin apoyarlas, empezar de nuevo el levantamiento con las piernas dobladas y abiertas.

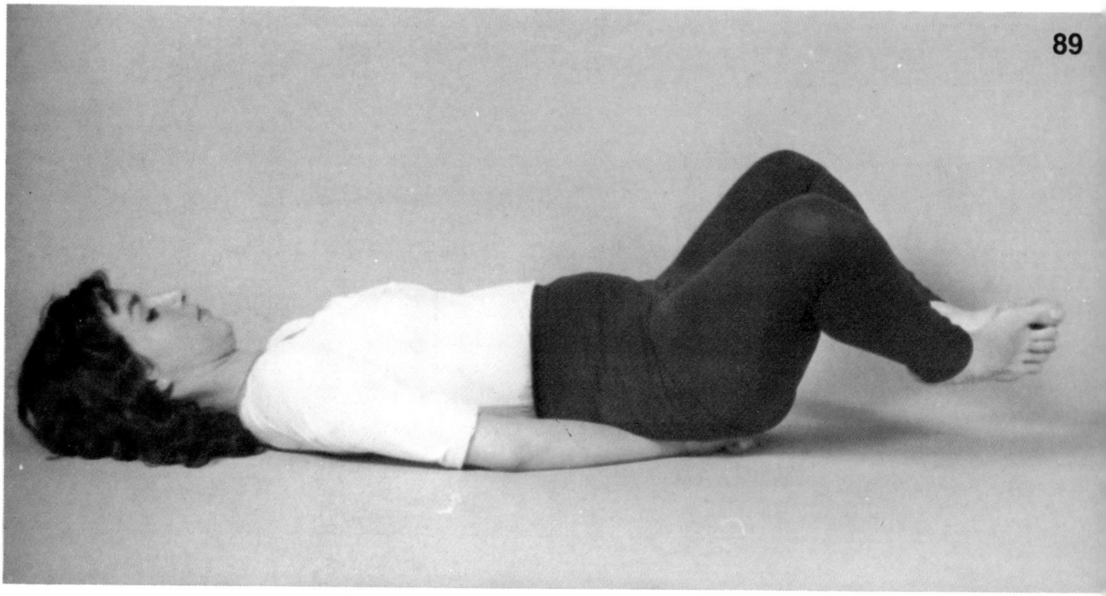

89

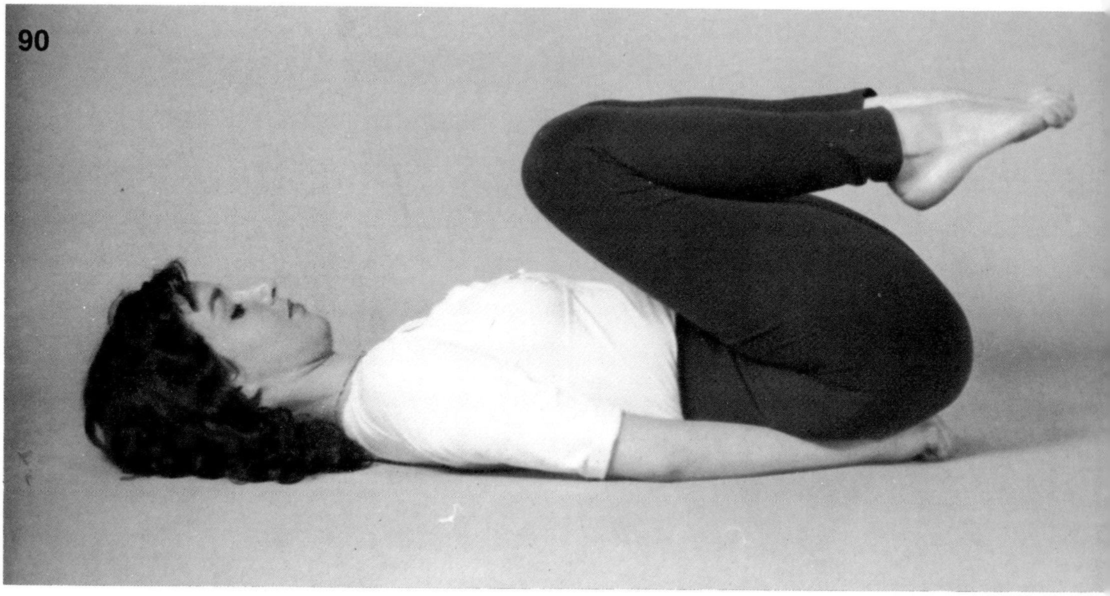

90

• Realizarlo cuatro veces.

Una vez terminadas las dos series, descansar un momento con las piernas dobladas y juntas hacia la izquierda, en el suelo, cabeza girada hacia la derecha (figs. 14 y 15) y viceversa, brazos en forma de cruz.

91

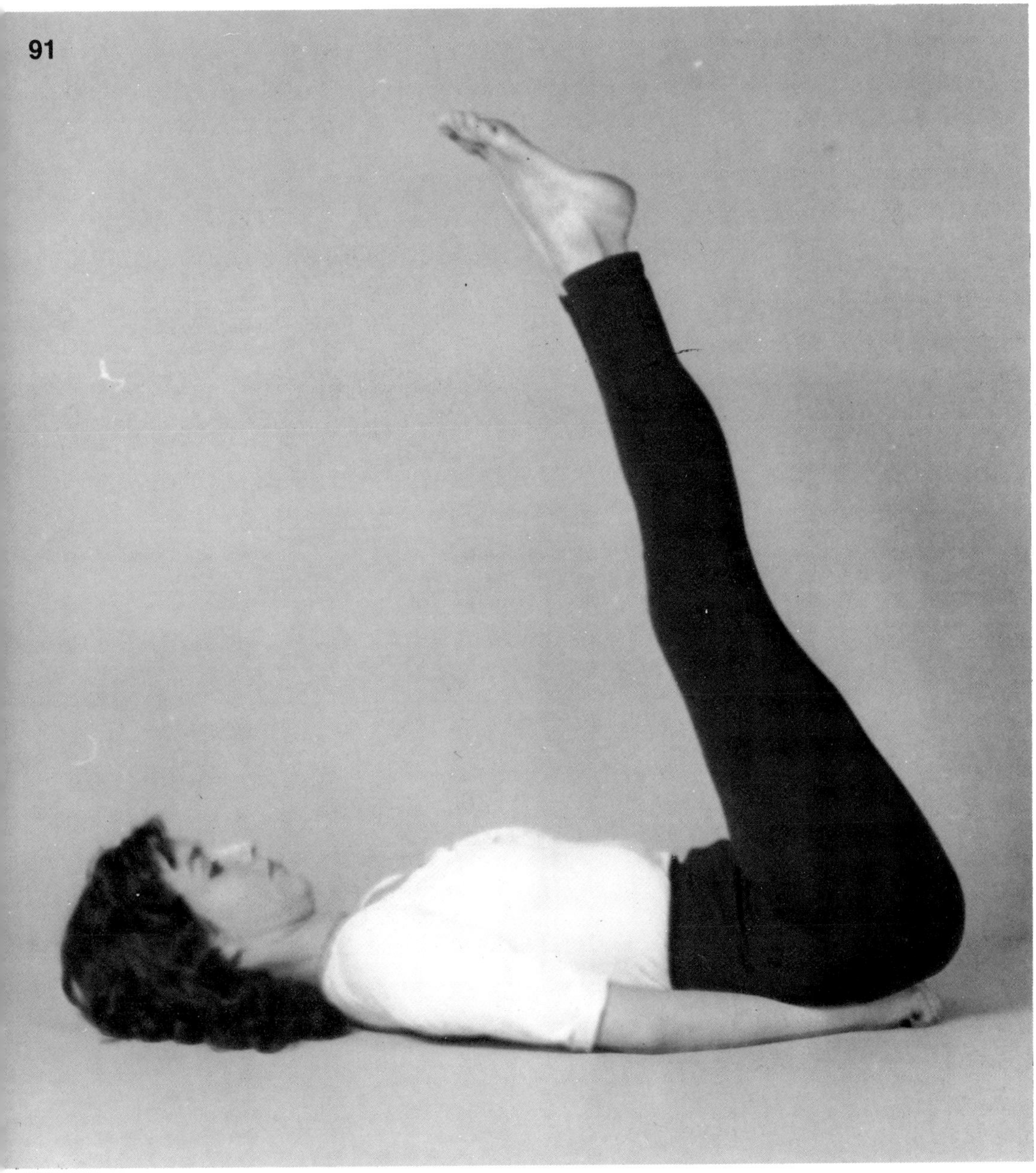

Ejercicios para las piernas

Ejercicio n.° 41

Fácil. Para estirar los ligamentos posteriores.

- En supino, recoger una pierna sobre el tórax y aferrar el pulgar (fig. 92).

- Lenta y progresivamente, sin forzar, es más, relajando toda la espalda, la misma pierna y el abdomen, extender la pierna (figs. 93 y 94) manteniendo la barbilla hacia dentro. No importa que la pierna esté tensa, lo importante es extenderla (estirar los ligamentos posteriores) mientras se relaja.

- Seguidamente, realizarlo con la otra pierna.

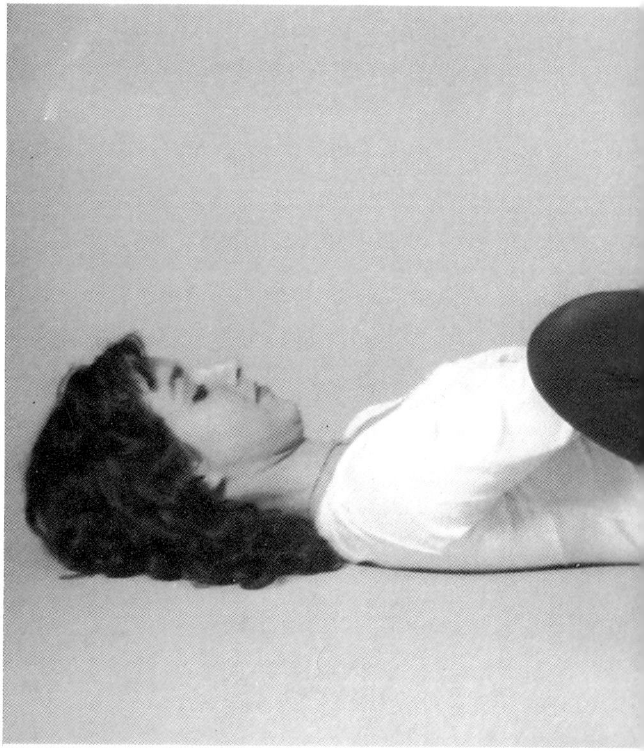

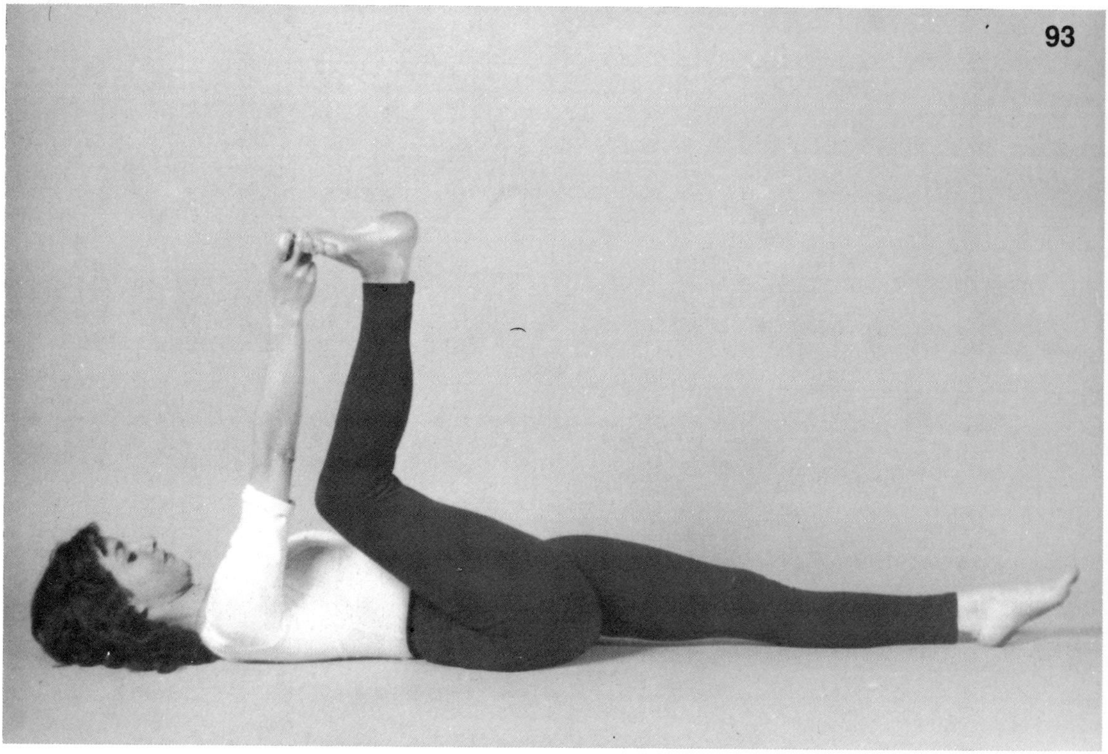

93

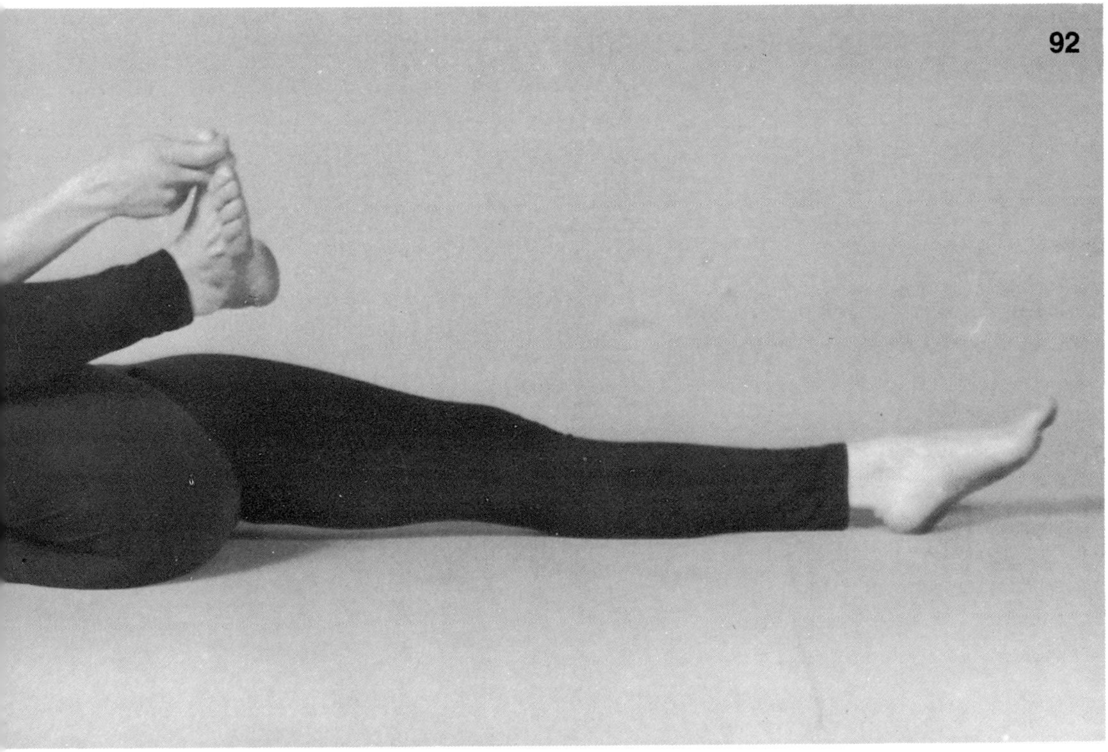

92

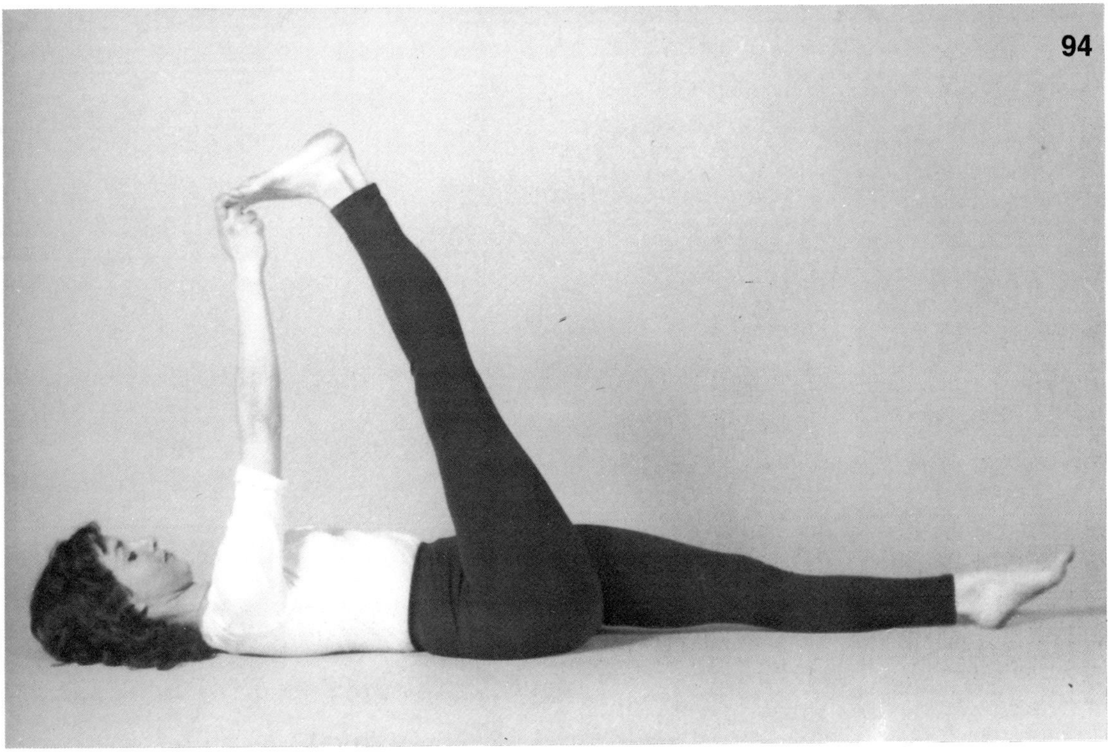

94

Ejercicio n.° 42

Dificultad media. Para fortalecer los músculos posteriores de los muslos.

- Estirados boca abajo, colocar una almohada bajo la cintura (o bien, los brazos debajo del cuerpo) apoyándose con la barbilla.

- Espirando, levantar primero la pierna derecha tensa (fig. 95) y volverla a bajar, inspirando.

- Espirando, levantar la derecha y volverla a bajar, inspirando.

- Repetir la serie ocho veces. Si resulta difícil mantener la pierna tensa, doblar la rodilla en ángulo recto (fig. 96).

Este ejercicio también refuerza todos los músculos dorsales.

Ejercicio n.° 43

Dificultad media. Para fortalecer los músculos de los muslos.

- De pie, con la espalda contra la pared y los pies, aproximadamente, a 40 cm de ésta.

95

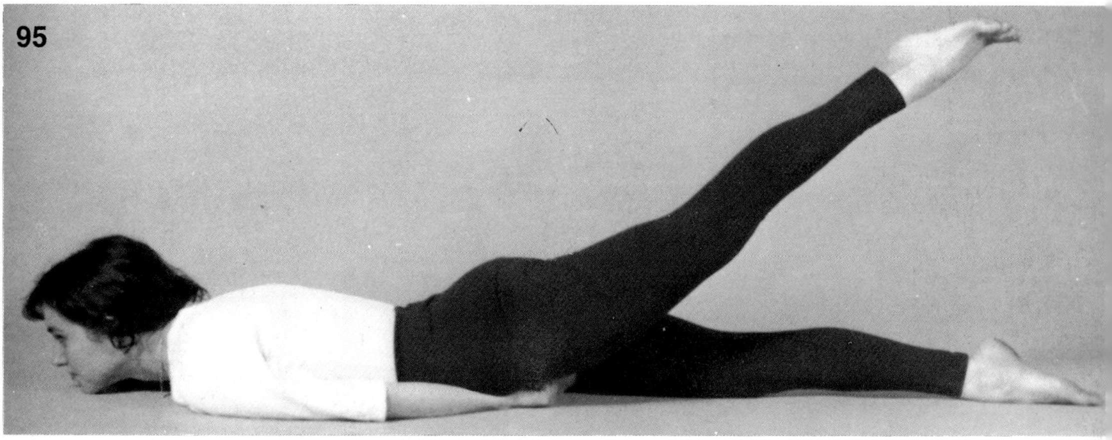

96

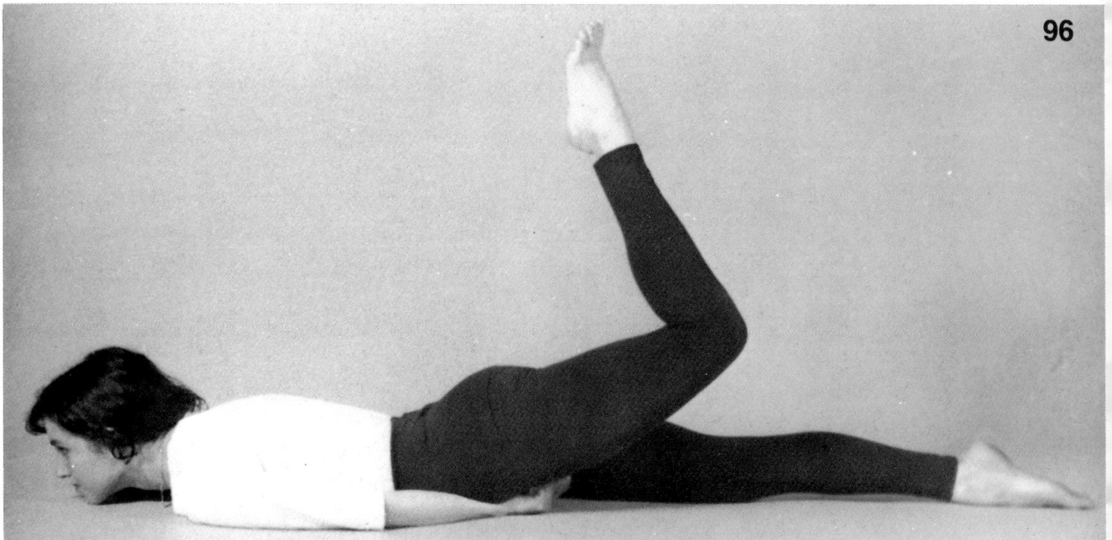

• Manteniendo la espalda contra la pared, dejarse resbalar hacia abajo, doblando las piernas, hasta tener los muslos paralelos al suelo (fig. 97).

• Mantener la posición durante el máximo tiempo posible, sin apoyar las manos en las rodillas.

Repetir el ejercicio cada día, aumentando gradualmente el tiempo de duración. Llegar a tres minutos ya es un buen resultado.

97

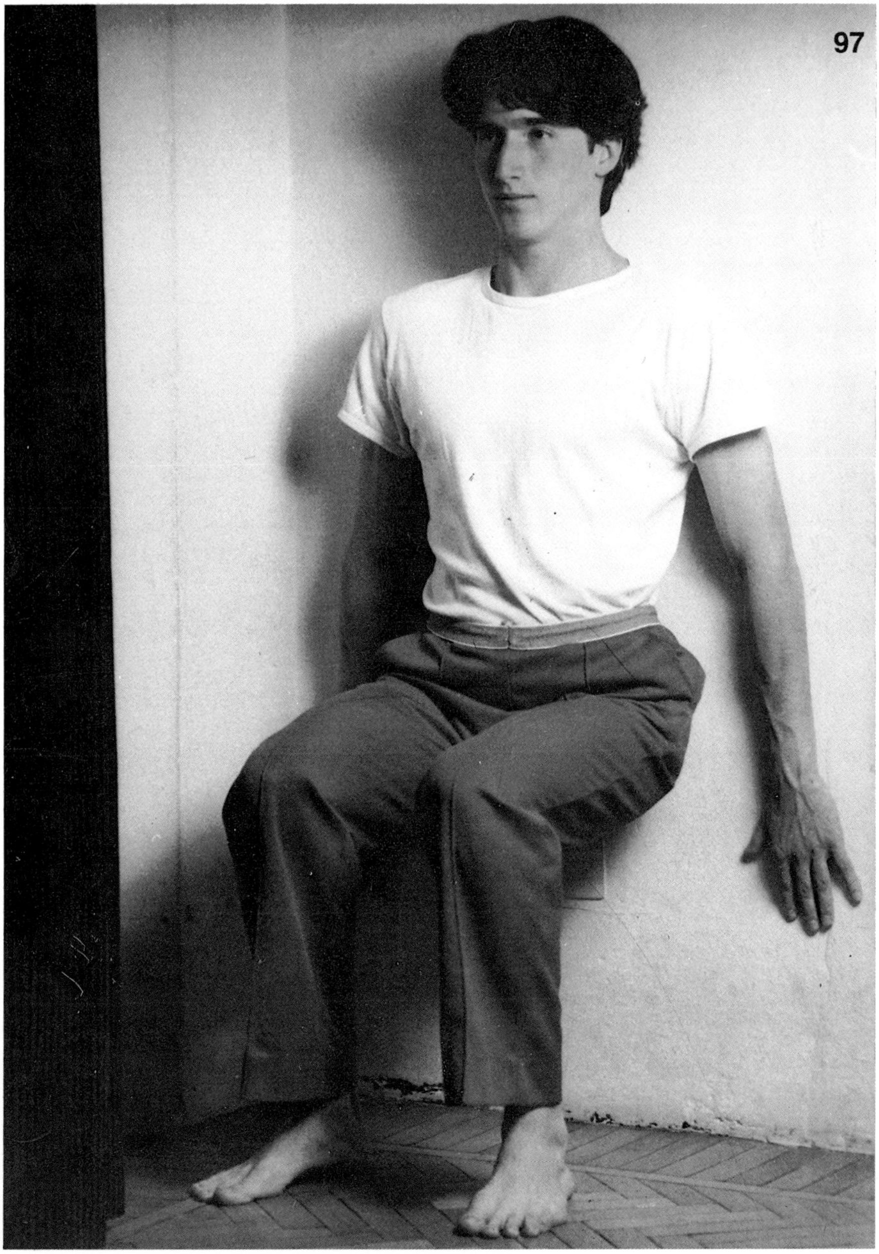

TERCERA PARTE

SERIES ESPECIALES

Llegados a este punto, cada cual puede, es más, debe, crear una serie precisa que contemple sus exigencias, escogiendo entre los ejercicios propuestos en los capítulos precedentes.
Aquí sugerimos algunos ejemplos de series para situaciones especiales.
Subrayamos que se trata de ejercicios específicos para la espalda. Para conseguir una buena forma física (y psíquica), aconsejamos una serie completa de ejercicios para los músculos de todo el cuerpo.
En los programas de gimnasia completa nunca deberían faltar algunos de estos ejercicios, cuya finalidad es asegurar el bienestar de la espalda.

Serie para proteger la espalda durante el embarazo y después del parto

❶
Ejercicio n.° 1

Realizarlo alejando la rodilla lo más hacia afuera posible.

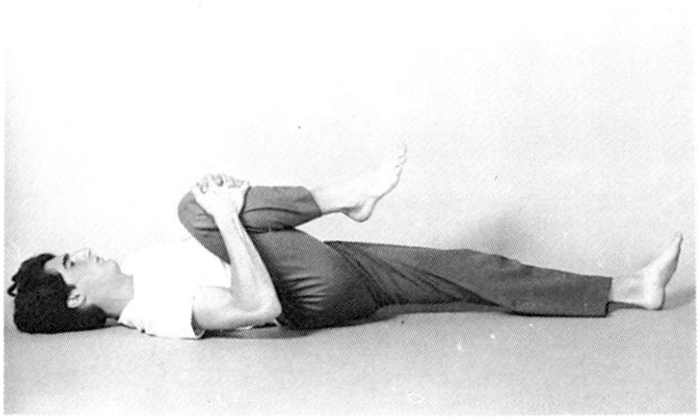

❷
Ejercicio n.° 6

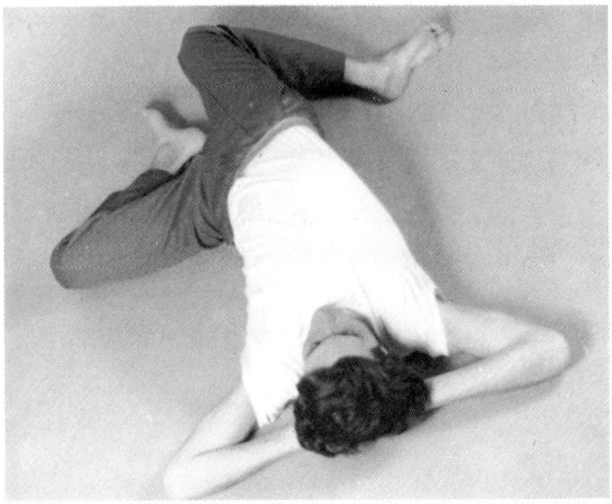

❸
Ejercicio n.° 13

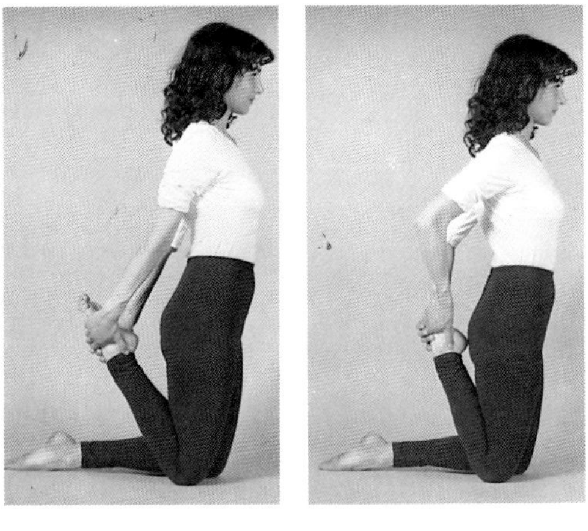

Para la mujer embarazada es importantísimo colocar correctamente la pelvis. Los órganos abdominales permanecerán en su sitio, hacia dentro, y también el bebé.

Si la pelvis está girada correctamente, el peso del bebé no provocará un excesivo encurvamiento del punto lumbar.

❹
Ejercicio n.° 26

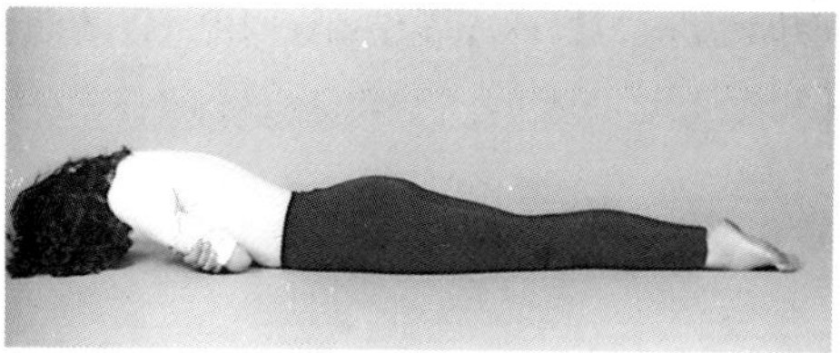

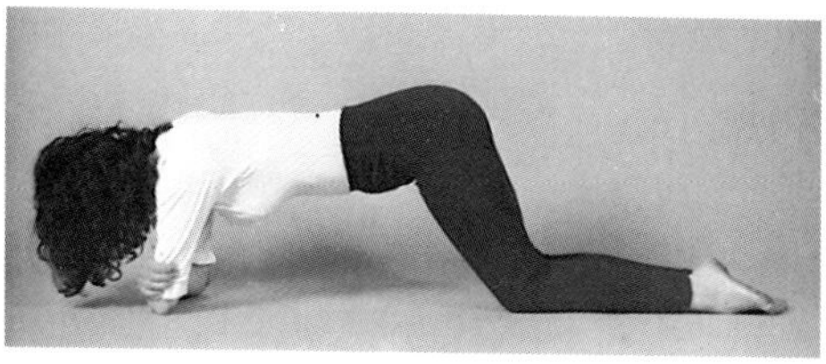

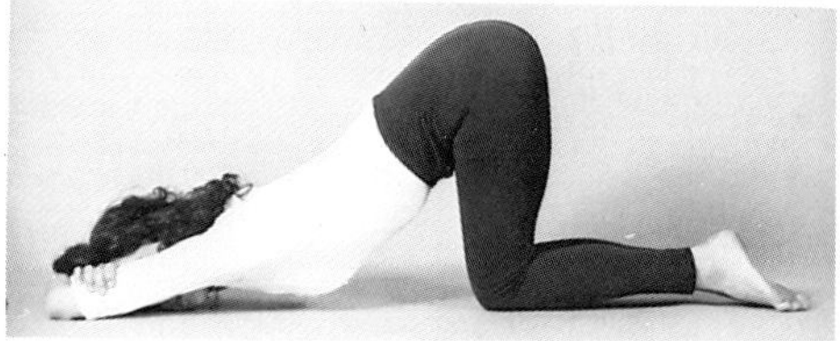

---

❺
Ejercicio n.° 10

Al acabar, cuando se abrazan las rodillas, mantenerlas un poco abiertas.

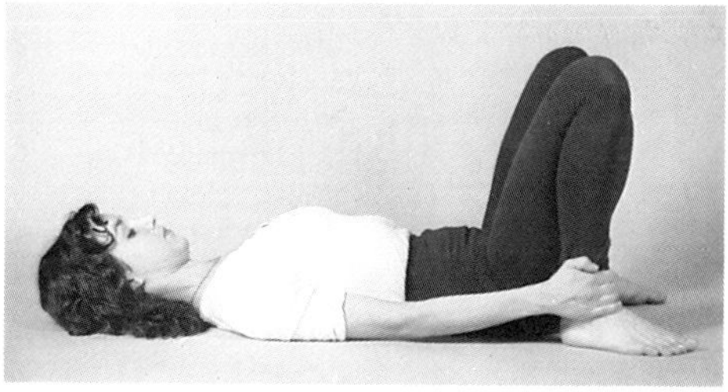

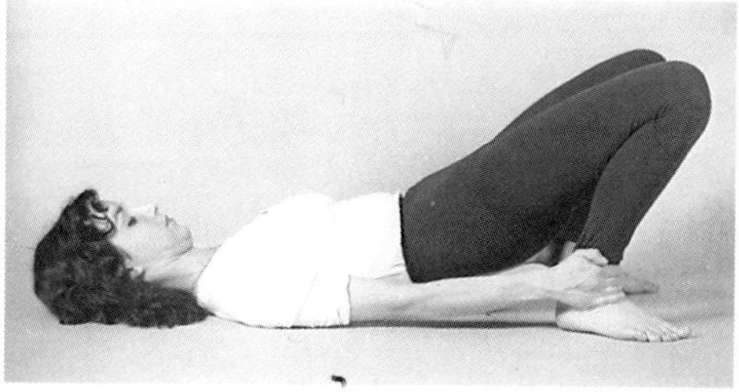

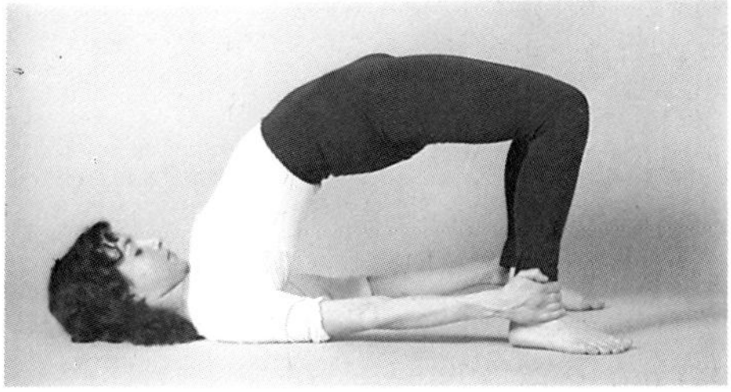

❻
Ejercicio n.° 17

También aquí, mantener las rodillas abiertas en lugar de unidas.

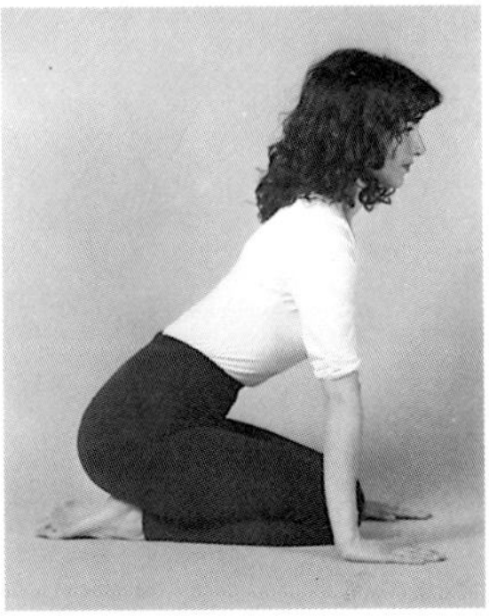

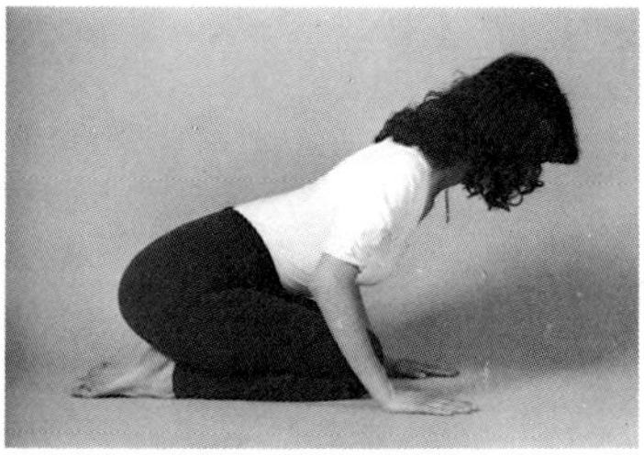

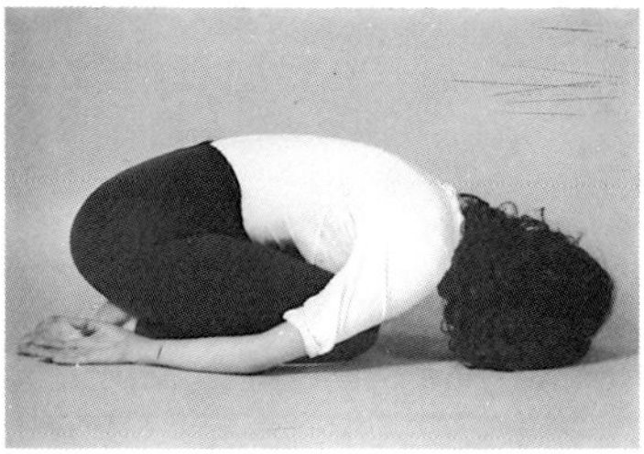

---

❼
Ejercicio n.° 8

Estar a cuatro patas o, aún mejor, caminar a cuatro patas, es beneficioso para la columna vertebral y para todos los órganos abdominales, porque los alivia de la continua acción de la fuerza de la gravedad.

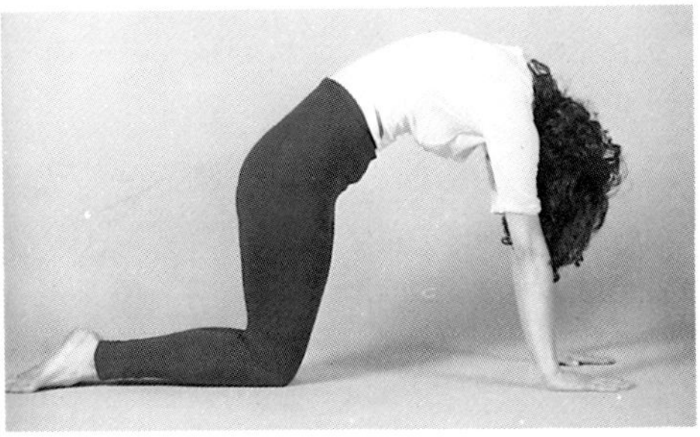

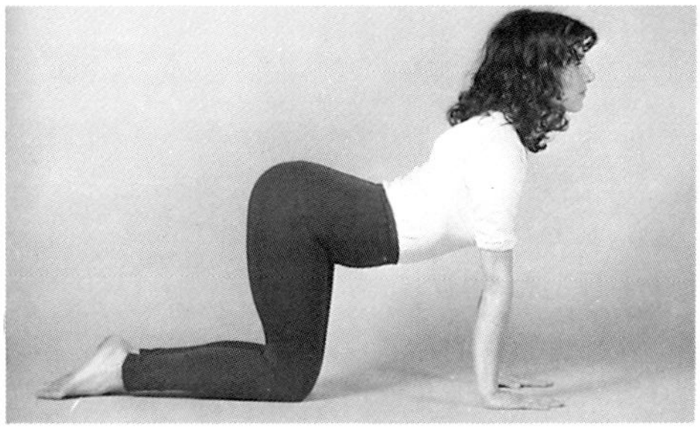

❽
Ejercicio n.° 41

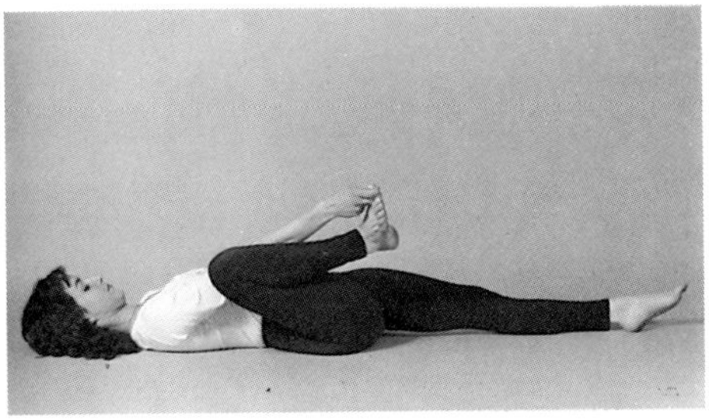

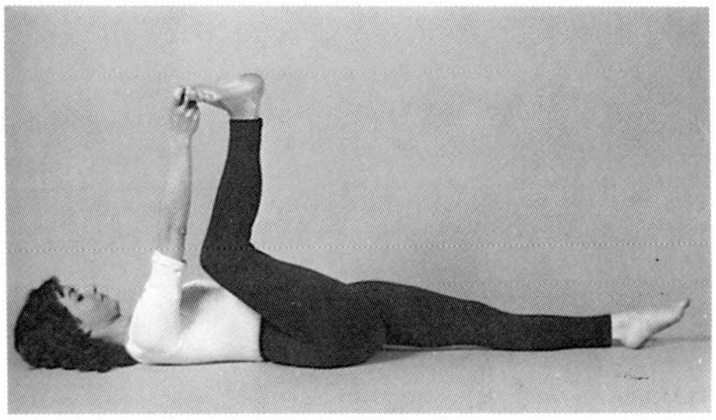

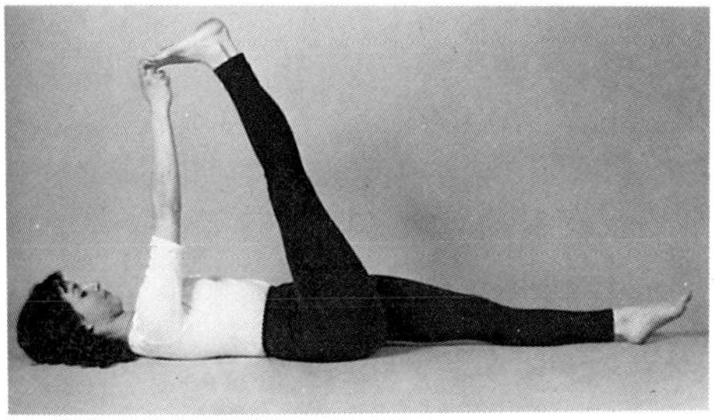

---

❾
Ejercicio n.° 36

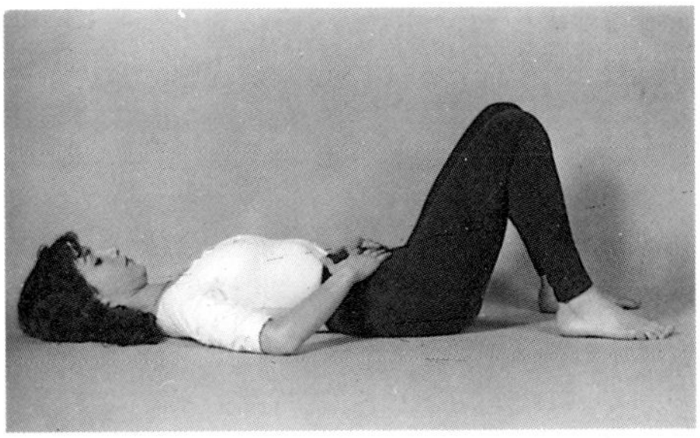

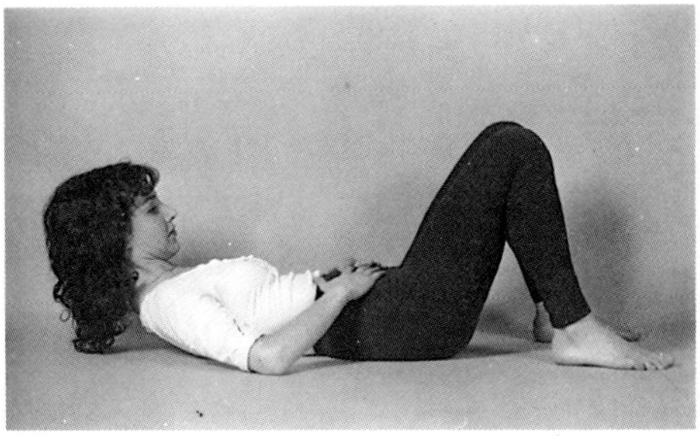

❿
Ejercicio n.° 3

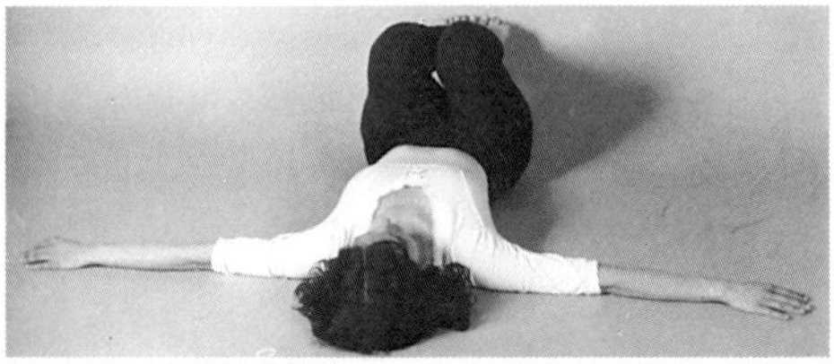

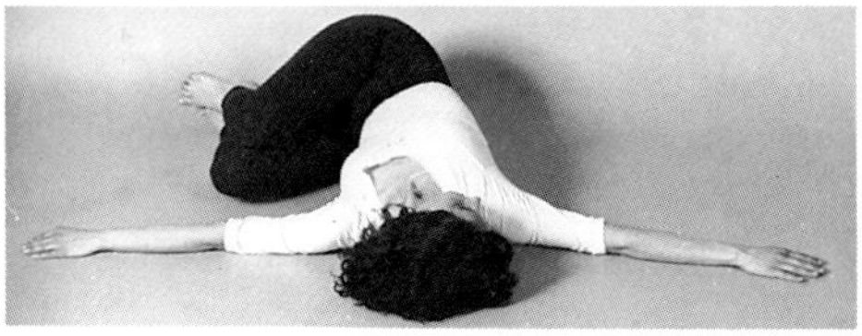

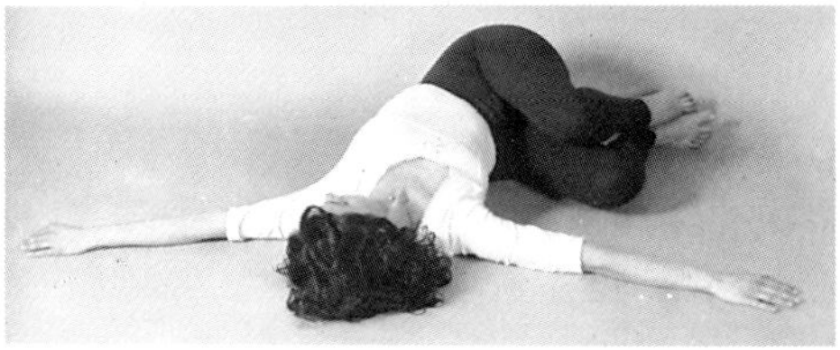

Serie para ancianos

❶
Ejercicio n.° 1

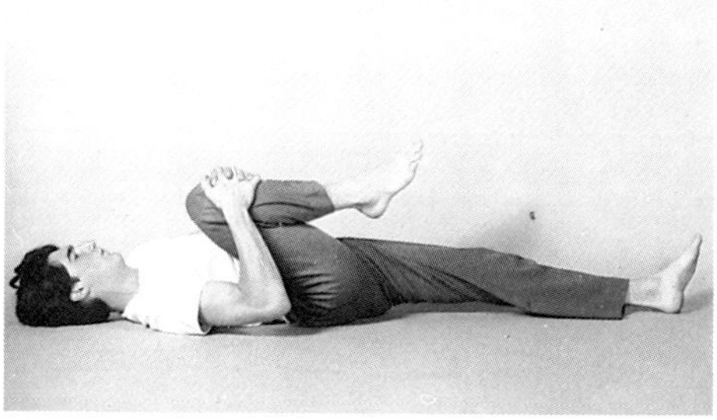

❷
Ejercicio n.° 4

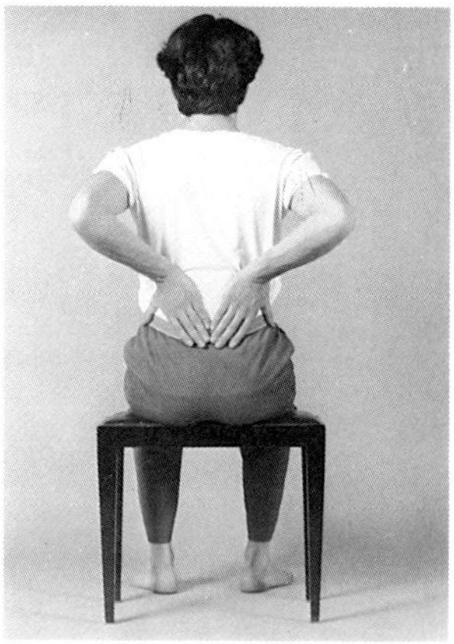

❸
Ejercicio n.° 7

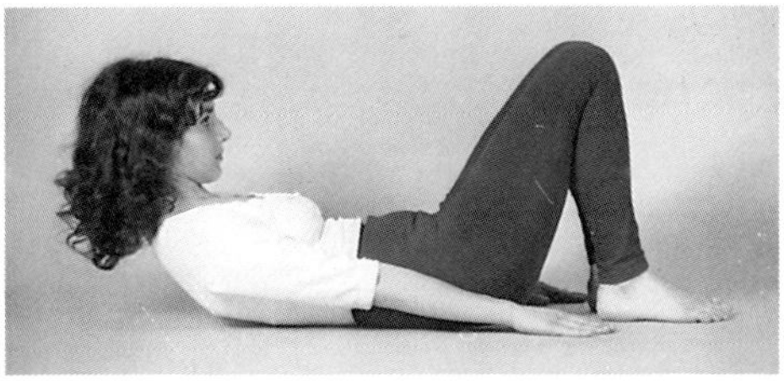

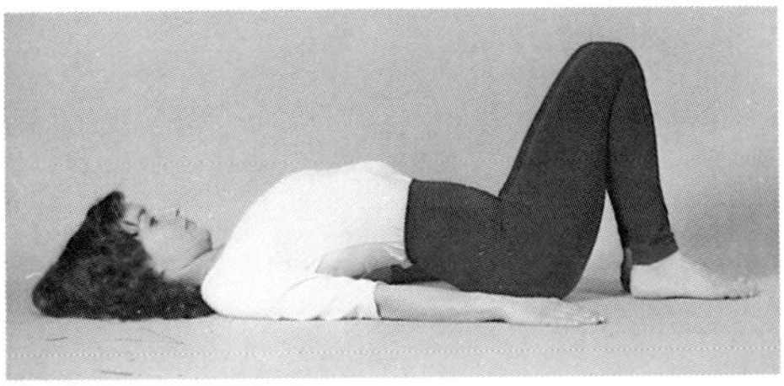

❹
Ejercicio n.° 16

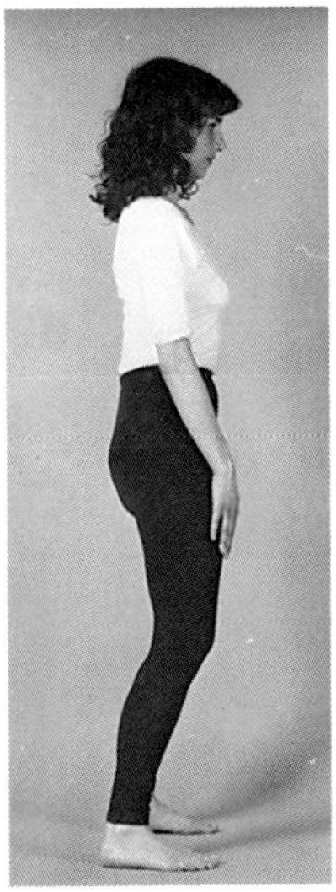

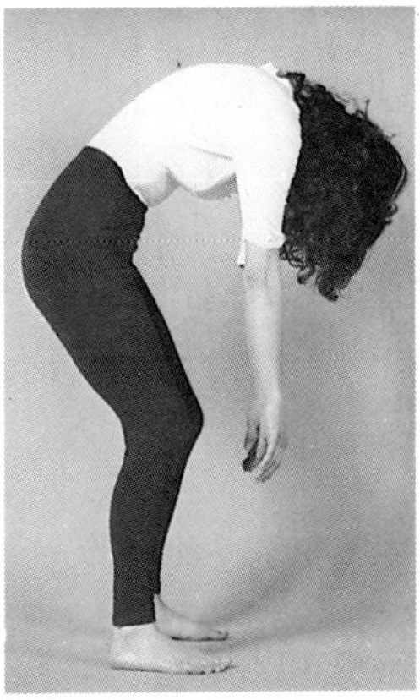

❺
Ejercicio n.° 20

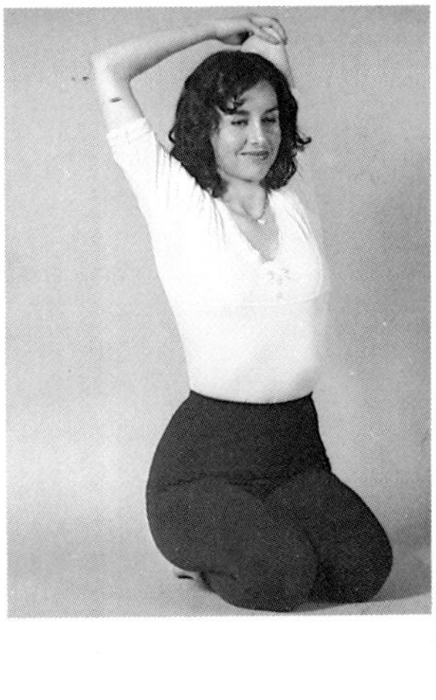

❻
Ejercicio n.° 21

---

❼
Ejercicio n.° 24

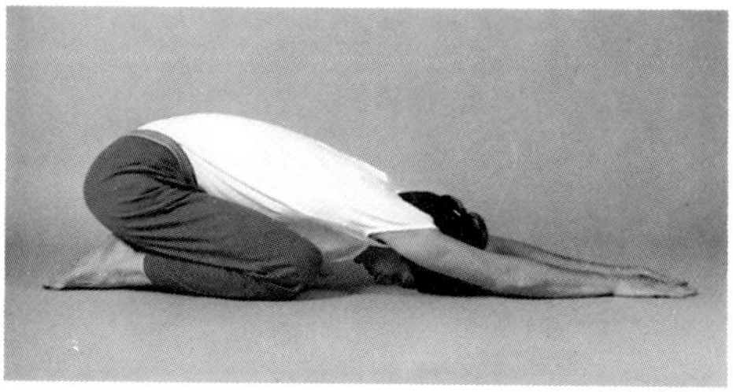

---

❽
Ejercicio n.° 41

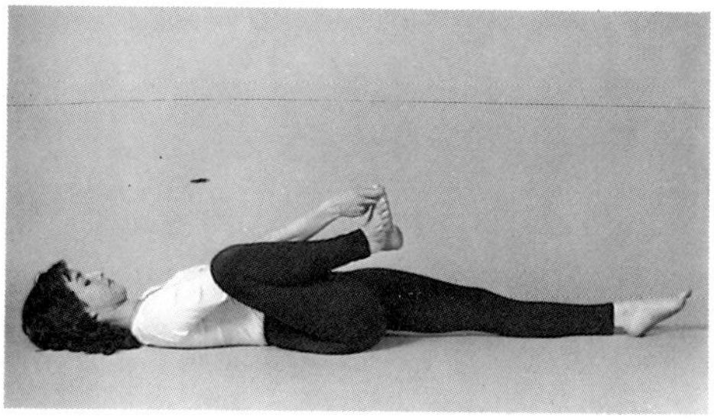

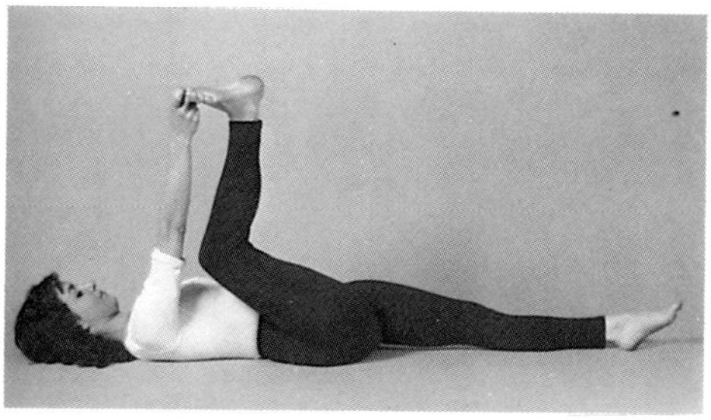

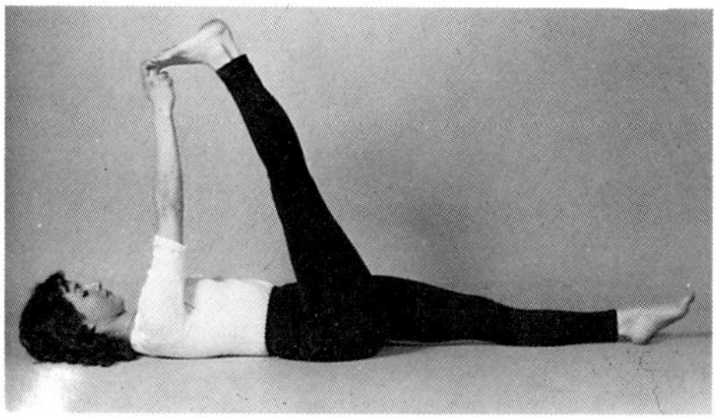

❾
Ejercicio n.° 36

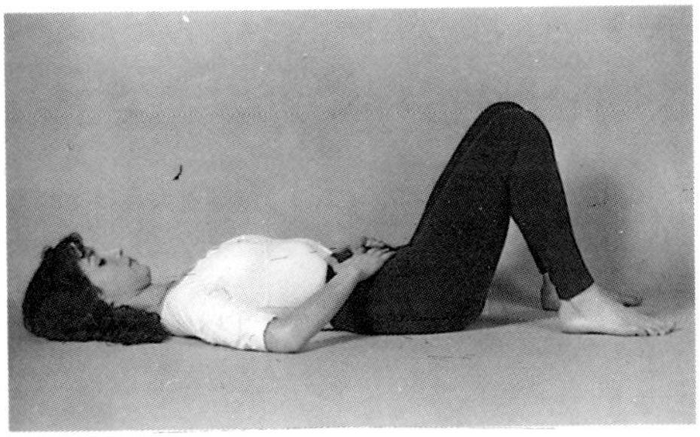

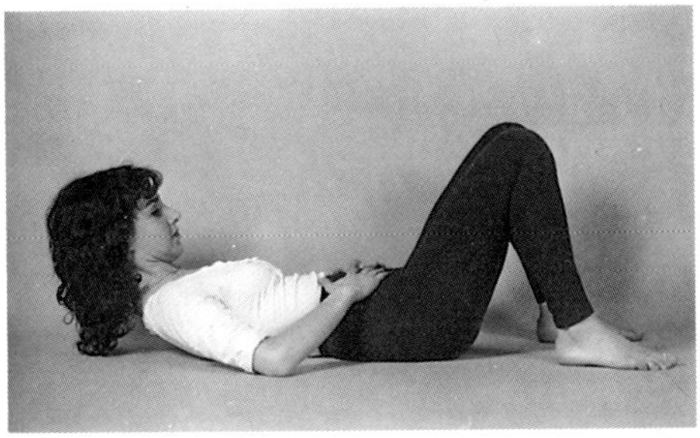

❿
Ejercicio n.° 27

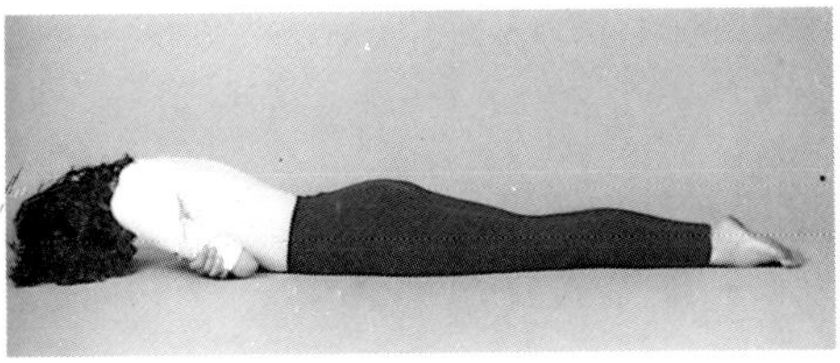

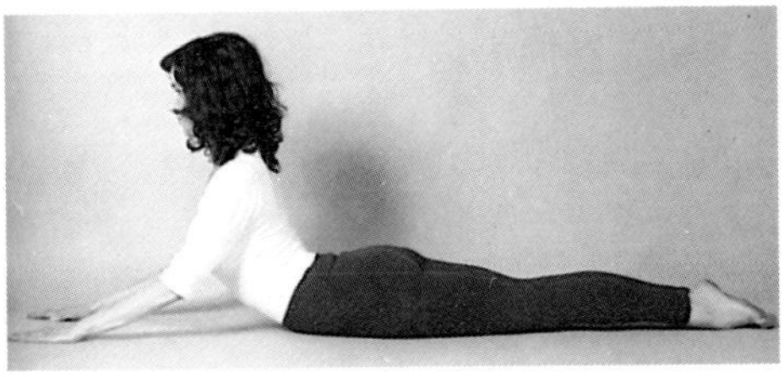

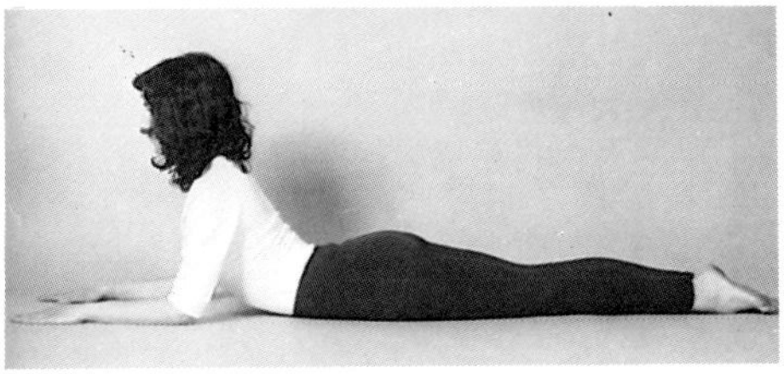

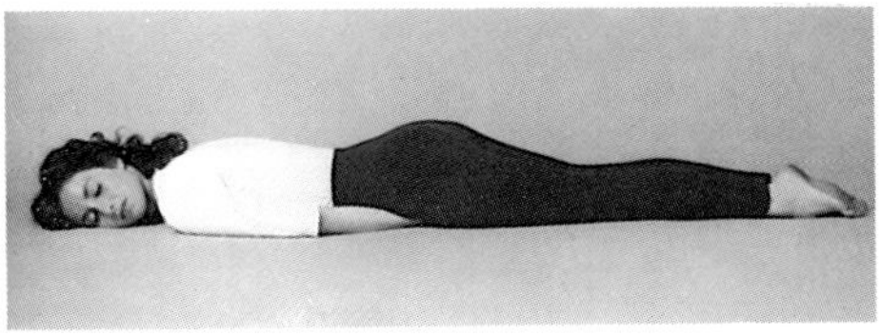

⓫
Ejercicio n.° 3

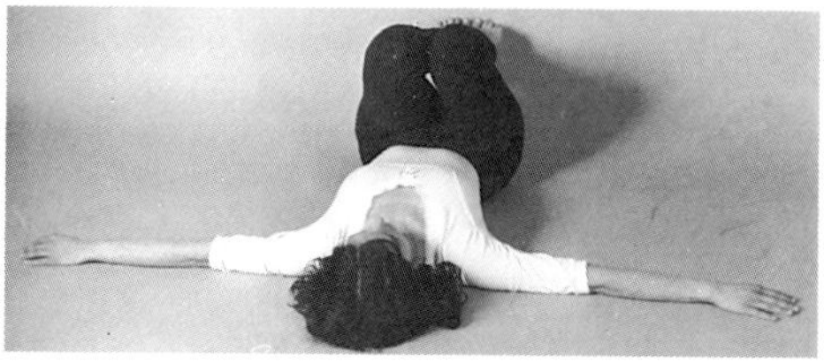

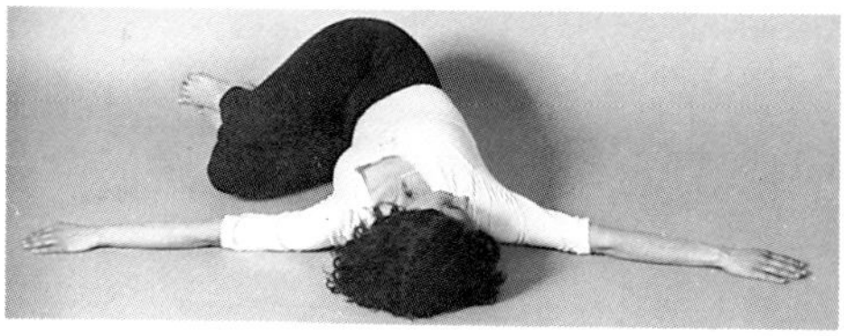

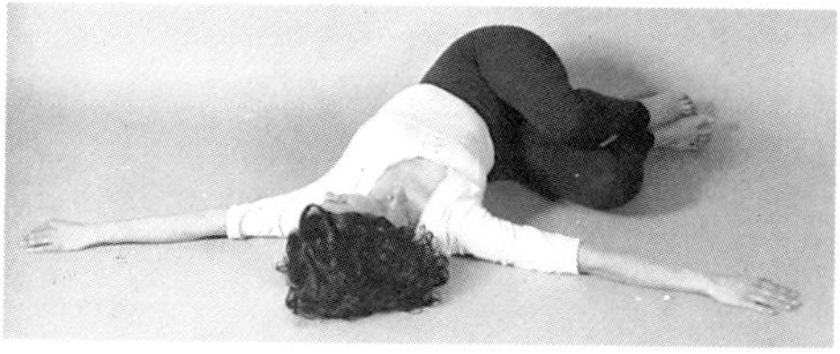

Serie para atletas y bailarines

Serie muy difícil, adecuada para personas que ya tienen el cuerpo discretamente ágil y un buen tono muscular.

También presentamos algunos ejercicios nuevos, que pueden aumentar la flexibilidad y la potencia muscular del dorso.

❶
Ejercicio n.° 6

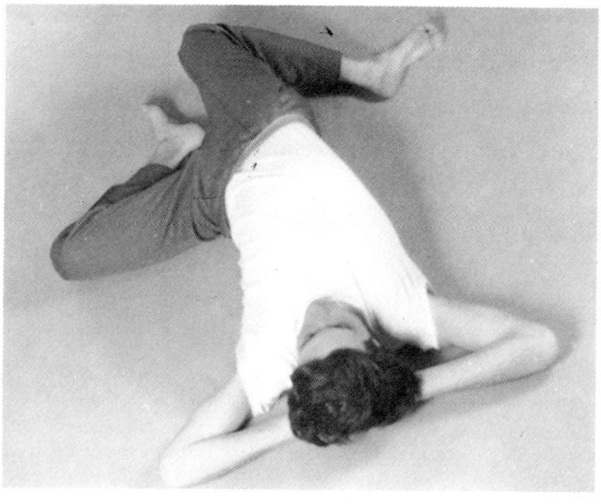

❷
Ejercicio n.° 10

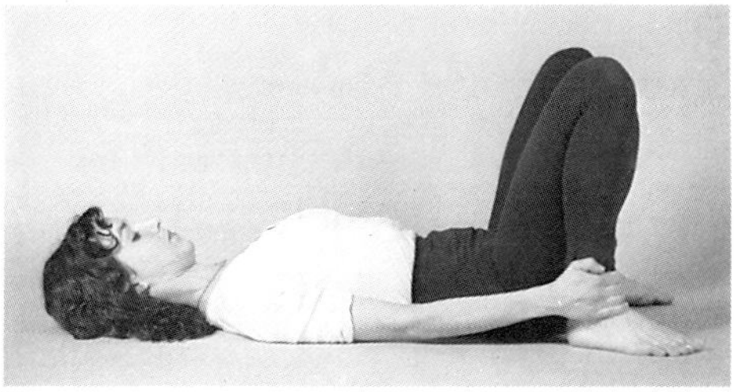

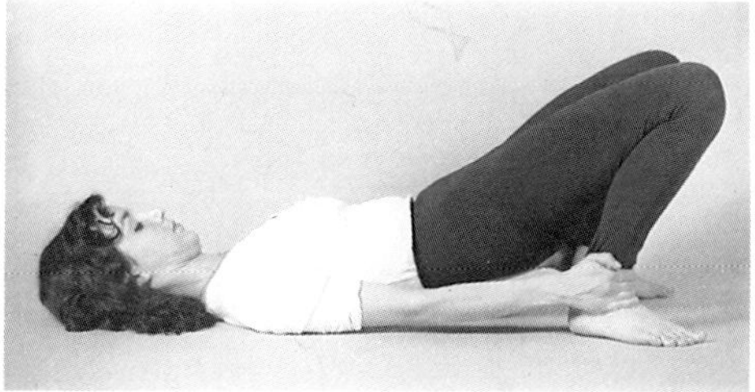

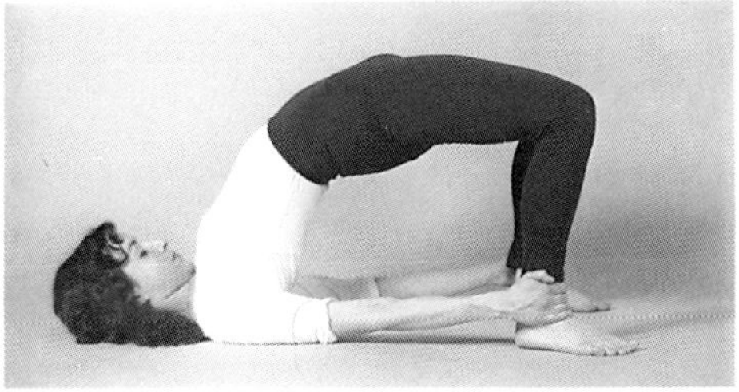

❸
Ejercicio n.° 26

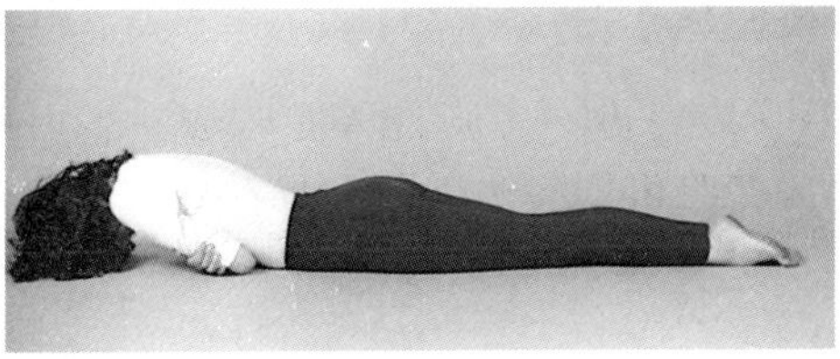

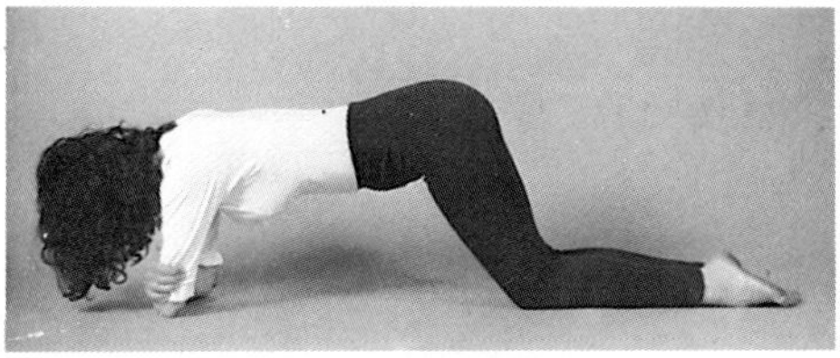

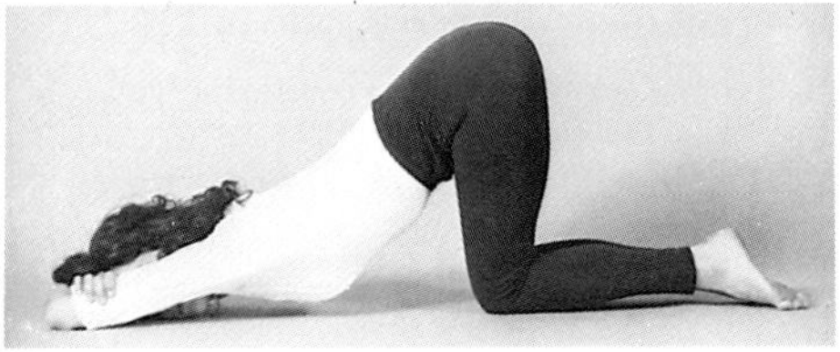

❹

Ejercicio n.° 44

Estirados boca abajo, manos bajo los hombros, pies en punta (fig. 98).

• Levantarse en forma de triángulo y mantener la cabeza recta (no mirar hacia delante, no mirar hacia el ombligo).

• Ayudarse con fuertes respiraciones, relajar el dorso, los hombros y, lentamente, acercar el ápice de la cabeza al suelo (fig. 99). Si es posible, los talones permanecen en el suelo.

• Acercarse cada vez más al suelo, hasta tocarlo con el pecho.

98

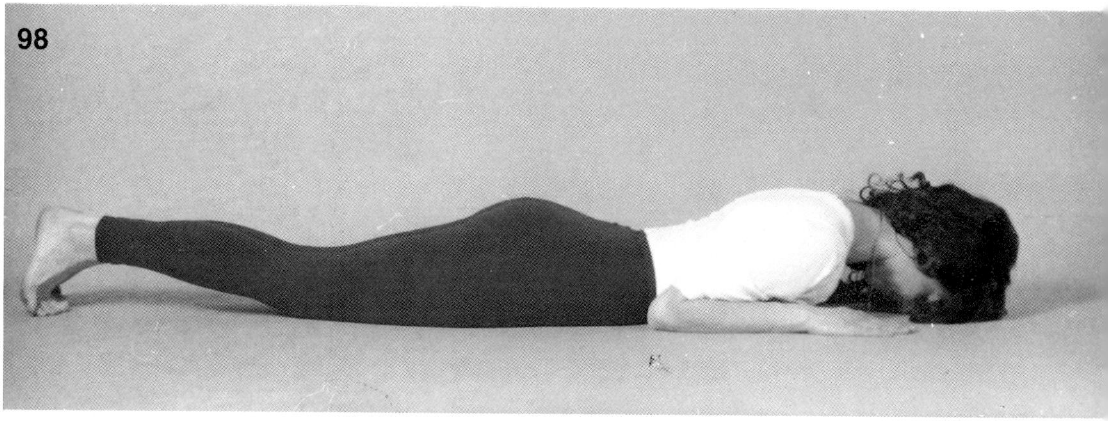

99

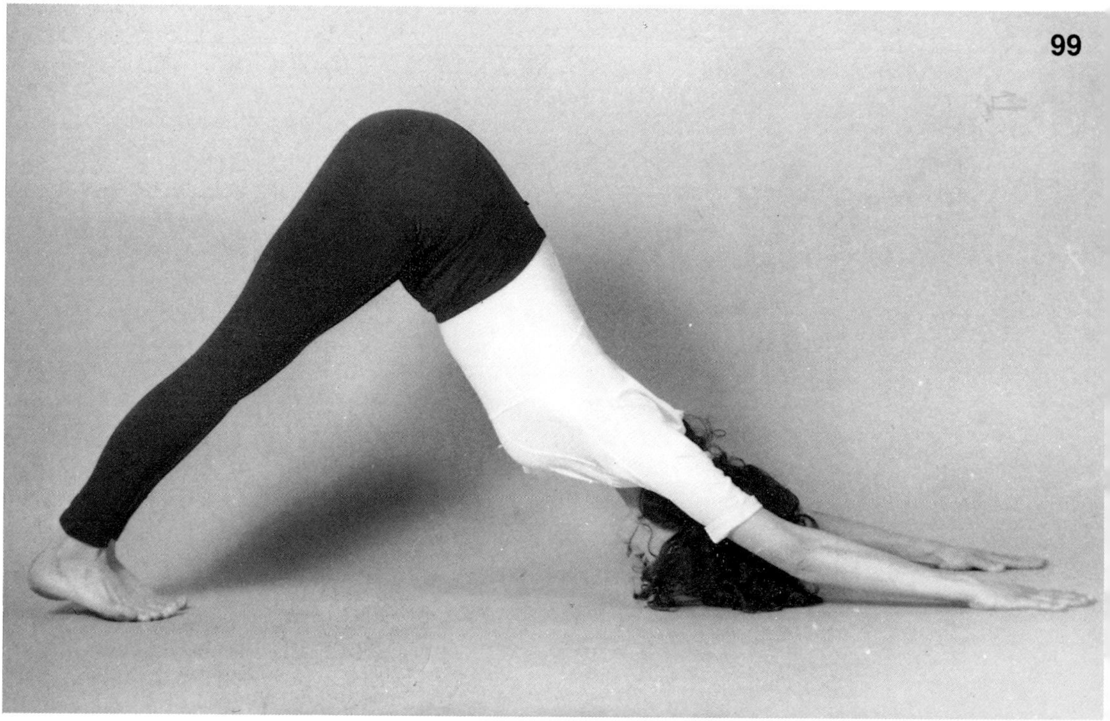

❺
Ejercicio n.° 17

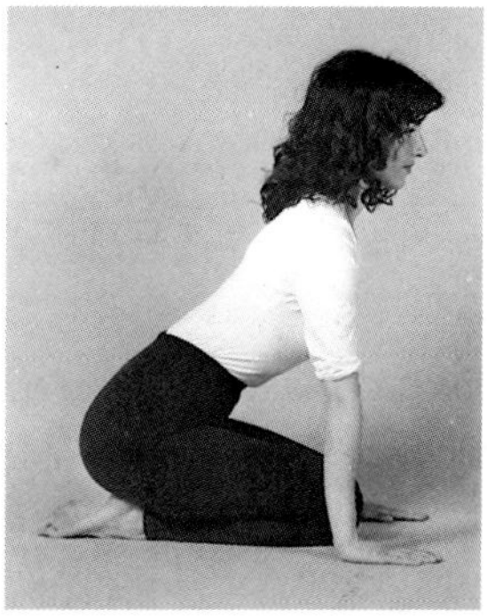

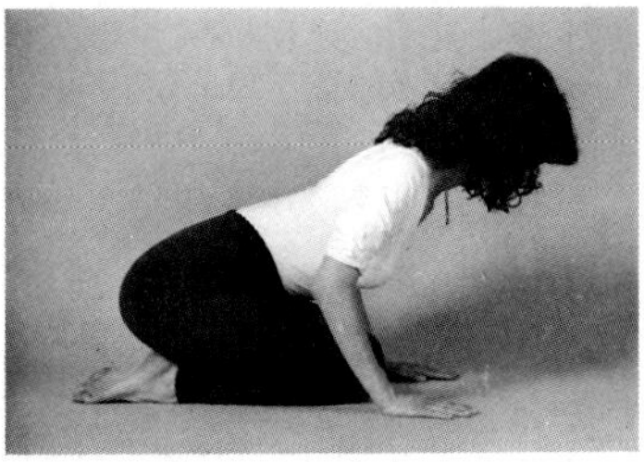

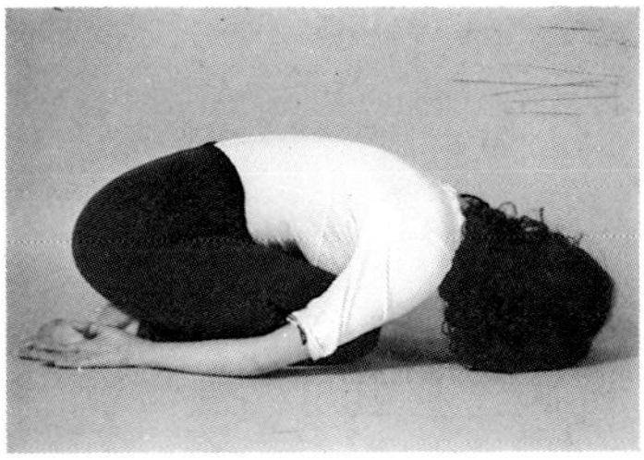

❻
Ejercicio n.° 29

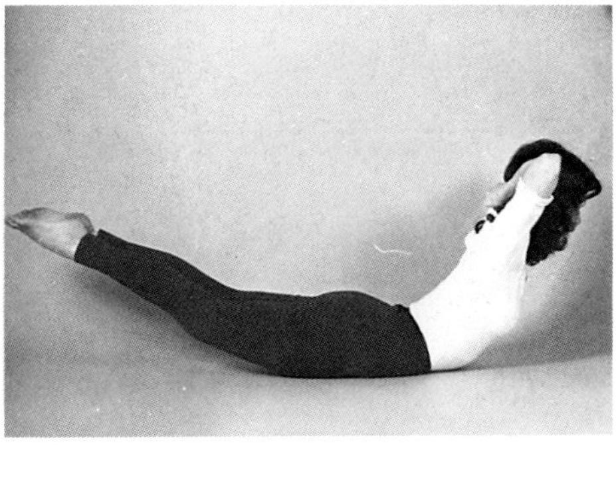

❼
Ejercicio n.° 31

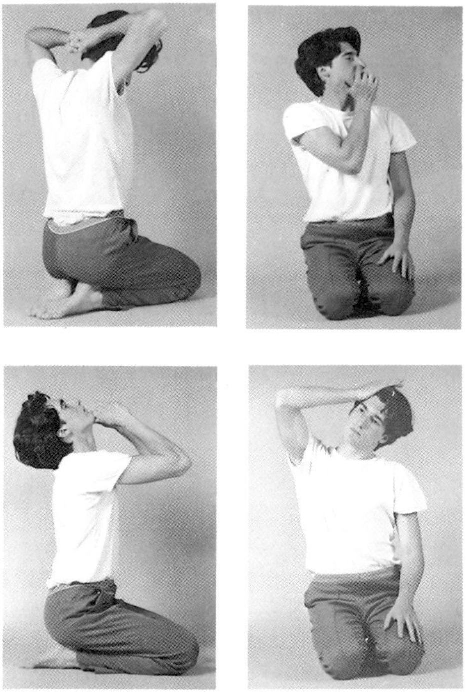

❽
Ejercicio n.° 40

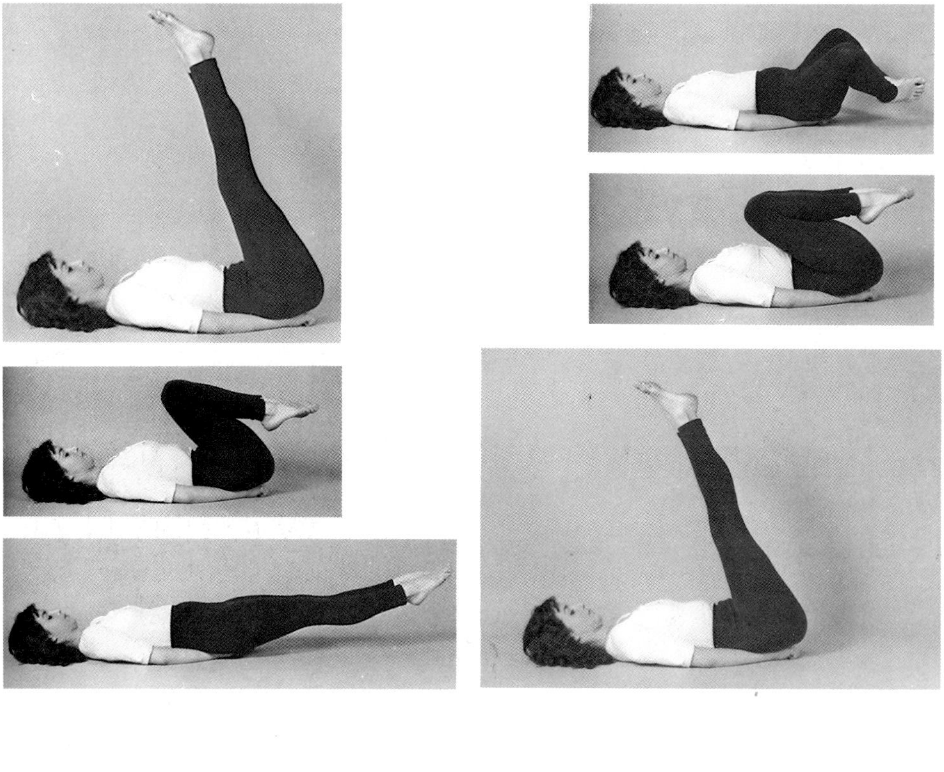

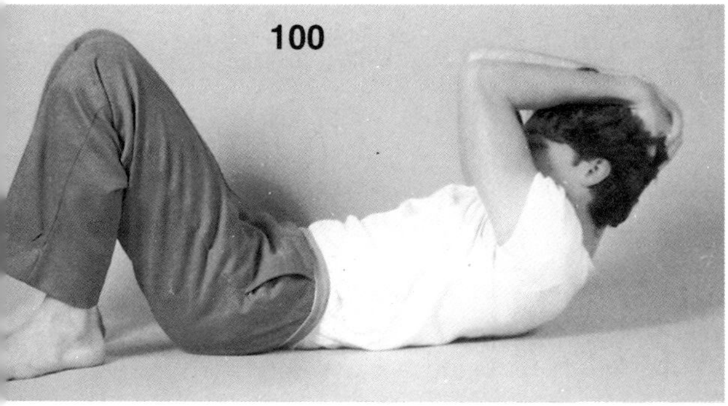
100

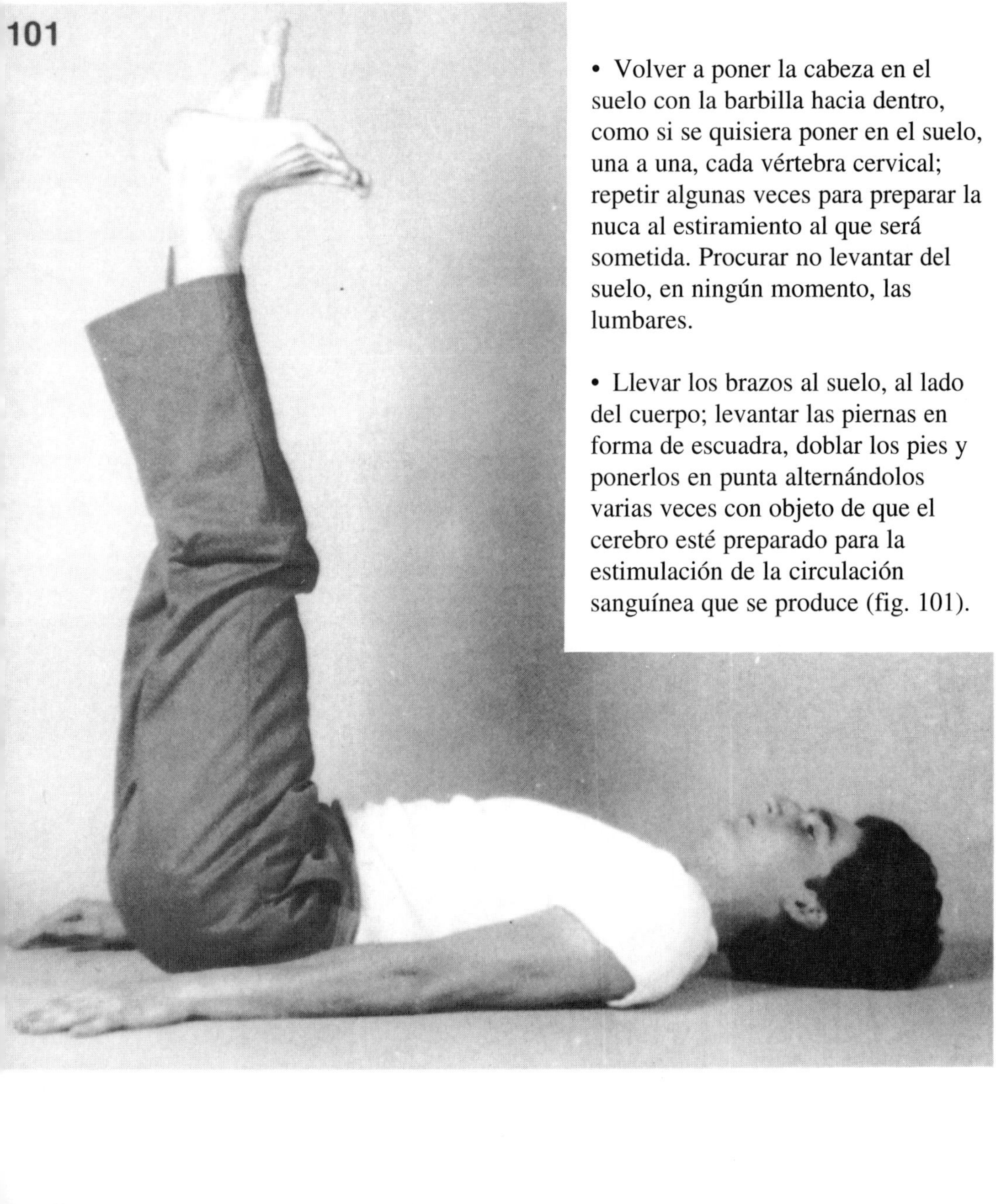
101

❾

Ejercicio n.° 45

Estirados boca arriba, doblar las piernas y mantener los pies un poco distanciados en el suelo, cerca de los glúteos.

• Levantar la cabeza y cogerla con las manos, una encima de la otra, con los dedos hacia la nuca; los codos se llevan unidos sobre la frente (fig. 100).

• Volver a poner la cabeza en el suelo con la barbilla hacia dentro, como si se quisiera poner en el suelo, una a una, cada vértebra cervical; repetir algunas veces para preparar la nuca al estiramiento al que será sometida. Procurar no levantar del suelo, en ningún momento, las lumbares.

• Llevar los brazos al suelo, al lado del cuerpo; levantar las piernas en forma de escuadra, doblar los pies y ponerlos en punta alternándolos varias veces con objeto de que el cerebro esté preparado para la estimulación de la circulación sanguínea que se produce (fig. 101).

• Levantar todo el tronco y las piernas, perpendiculares al suelo, y con las manos empujar al tronco contra la barbilla (fig. 102).

• Bajar las piernas, posiblemente rectas, detrás de la cabeza, y esperar a que el dorso se relaje progresivamente, a que desaparezca toda resistencia, hasta sentirse cómodo en la posición (fig. 103).

• En esta posición, hacer que la pelvis pase más allá del pecho, seguidamente más allá de la barbilla; finalmente, si es posible, más allá de la nariz (fig. 104).

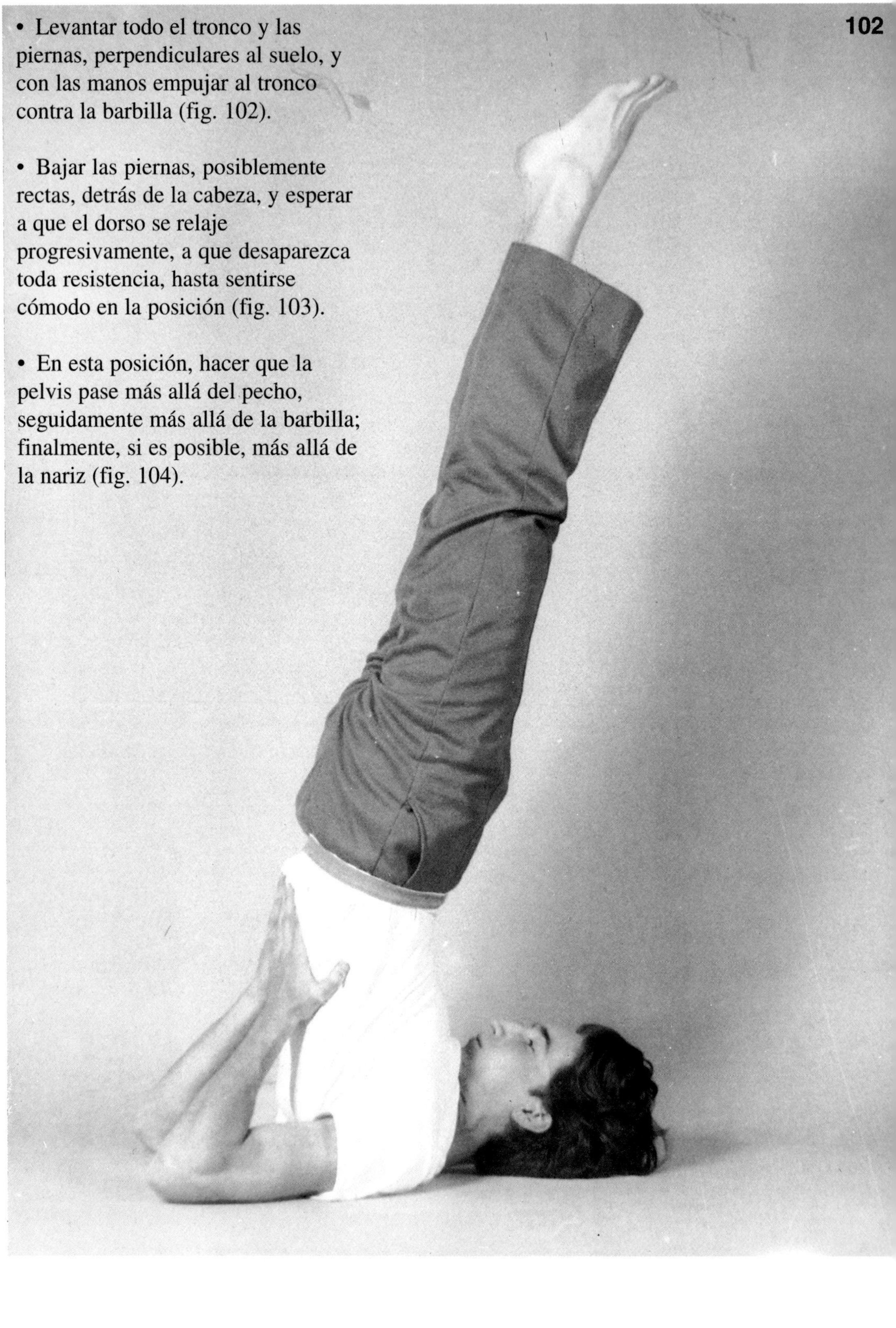

102

103

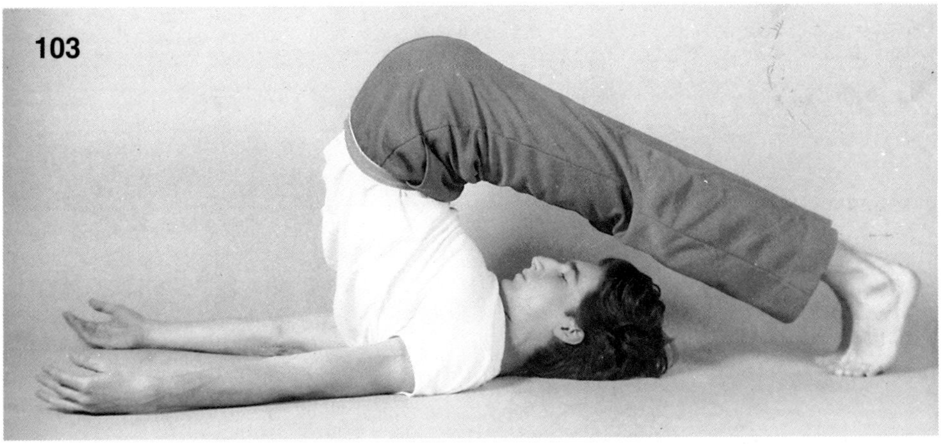

104

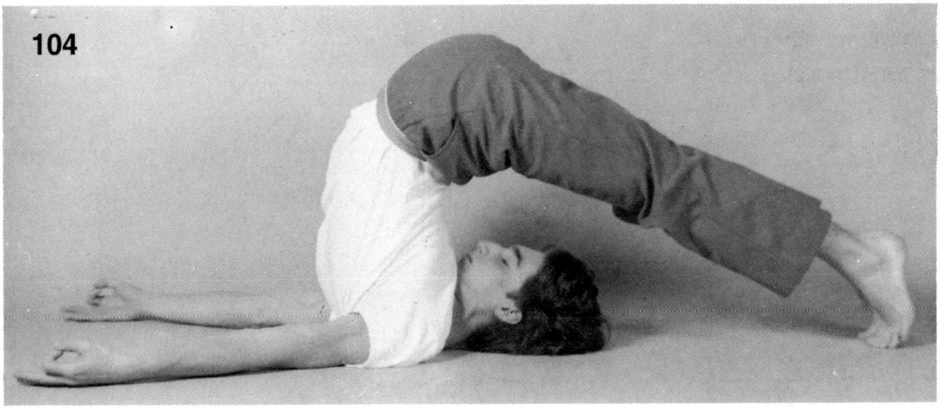

105

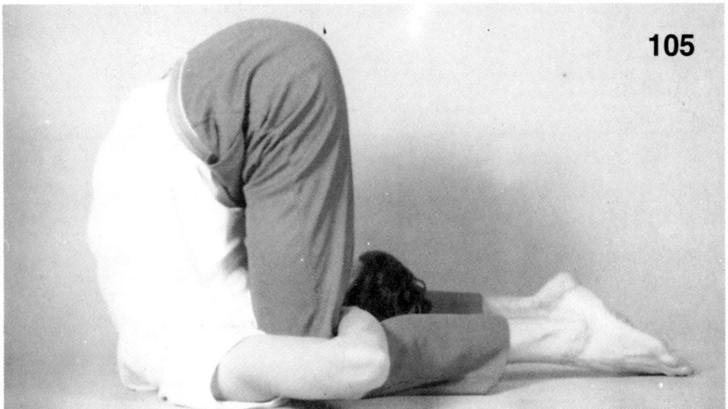

• Ahora, doblar las piernas y colocar las rodillas cerca de las orejas, antebrazos en las pantorrillas; permanecer un rato en esta posición respirando tranquilamente (fig. 105).

• Deshacer la posición muy lentamente colocando, una a una, cada vértebra; sostener el cuerpo, mientras baja, con los brazos sobre el suelo. Breve relajación en el suelo.

❿

Ejercicio n.° 46

Para movilizar la pelvis y extender el punto lumbar.

- De pie, apoyar las manos en la barra o en una mesa.

- Inclinar el tronco, paralelo al suelo; las piernas deben estar abiertas.

- Espirando, girar la pelvis (llevar el hueso del pubis hacia el ombligo) y curvar el punto lumbar.

- Inspirando, curvar el punto lumbar (figs. 106, 107 y 108).

- Repetir al menos ocho veces.

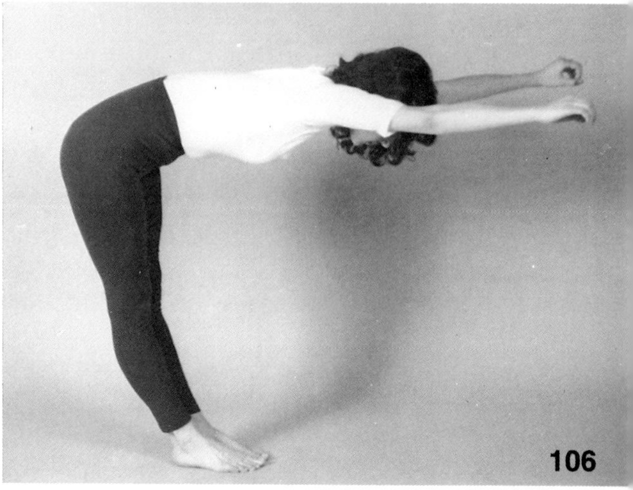

106

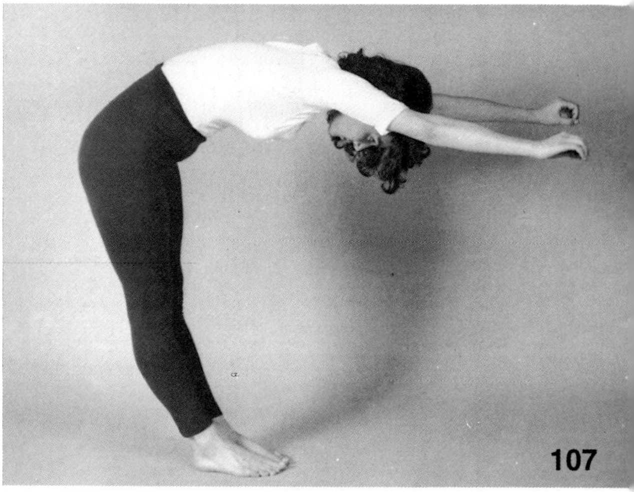

107

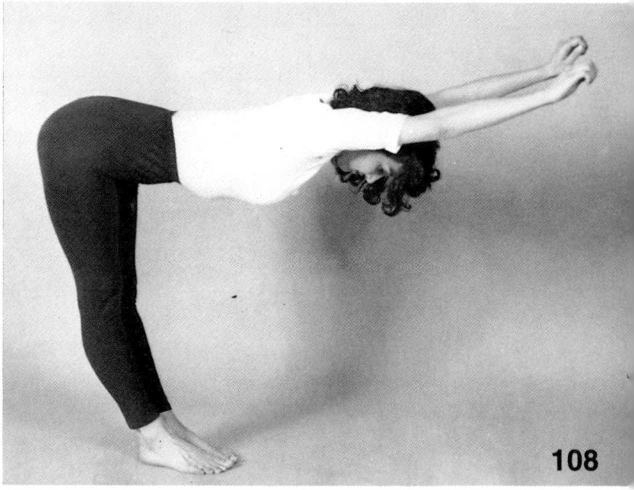

108

⓫

Ejercicio n.° 47

El objetivo es el mismo del ejercicio anterior.

• De pie, piernas muy abiertas, pies girados hacia fuera, doblarse hasta situar los muslos paralelos al suelo.

• Poner las manos (dedos hacia atrás, pulgar adelante) cerca de la ingle.

• Prestando mucha atención a no levantar los hombros, ejercer una presión sobre las piernas.

Esta acción provoca una buena distensión, importante y benéfica, en el punto lumbar.

• Manteniendo la presión, mover la pelvis hacia delante y hacia atrás diez veces (figs. 109 y 110).

• Erguirse un momento, descansar y repetir después (tres ciclos).

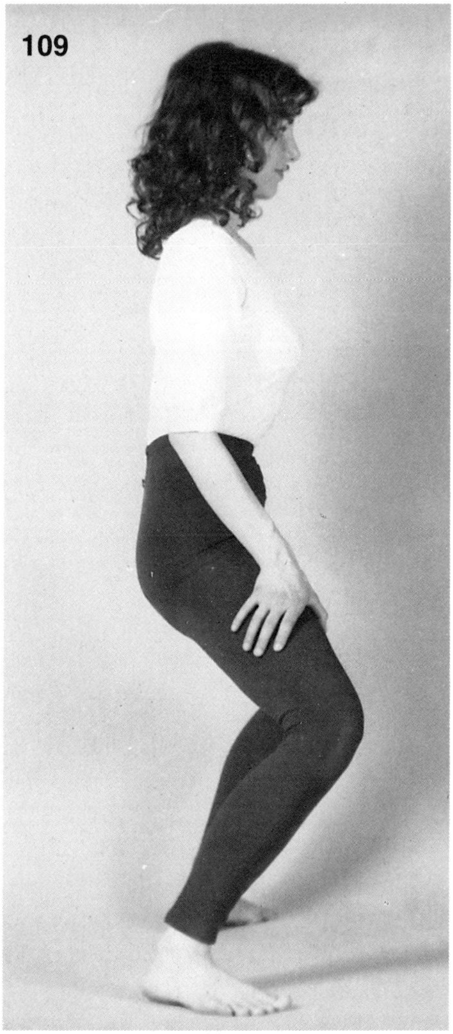

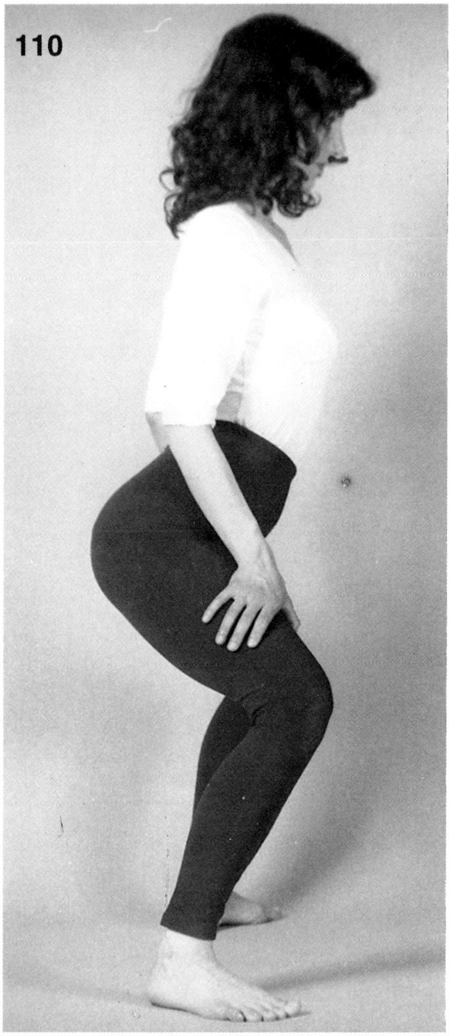

⓬
Ejercicio n.° 48

El mismo objetivo que el ejercicio n.° 46.

- Sentados con las piernas extendidas y ligeramente separadas.
- Apoyar las palmas de las manos contra el suelo, detrás de los glúteos, y levantarlos unos 10 cm. Manteniéndo la elevación, mover la pelvis hacia delante y hacia atrás muchas veces.

Repetir el ejercicio, alternándolo con pequeños períodos de reposo, al menos tres veces.

⓭
Ejercicio n.° 3

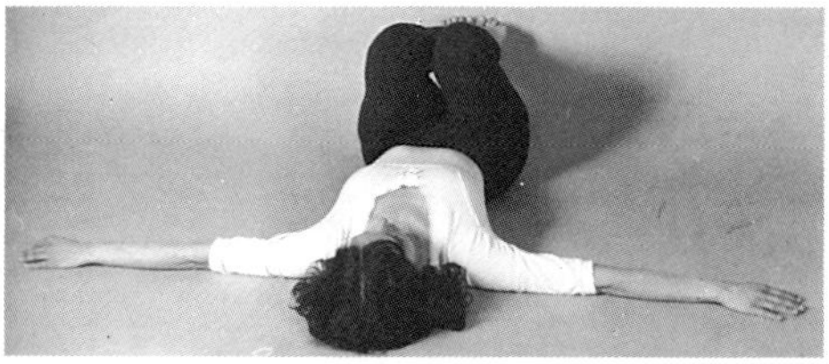

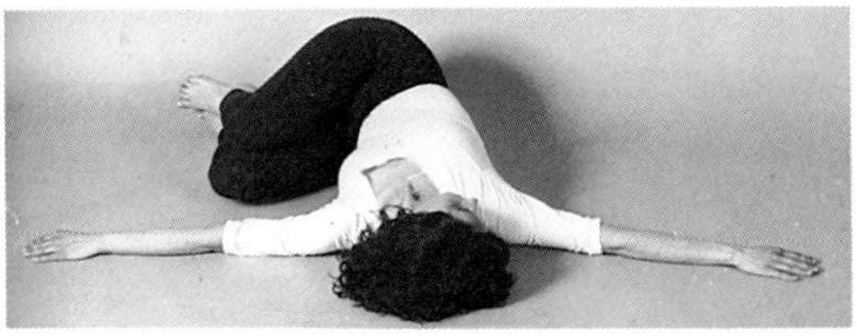

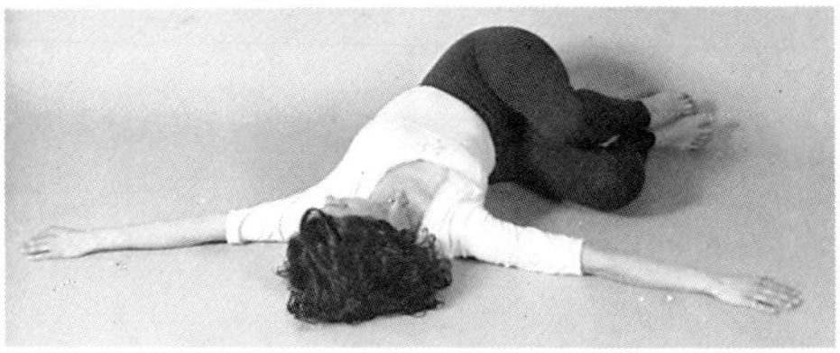

Series de mantenimiento

Una vez hayamos logrado vencer el dolor de espalda o tenerlo bajo control y potenciar toda la musculatura que sostiene la columna vertebral, no es necesario suspender la actividad, sino continuarla para mantener los resultados.

Mostramos ahora un ejemplo de serie adecuada para todos, sin distinción de sexo o edad.

❶
Ejercicio n.° 4

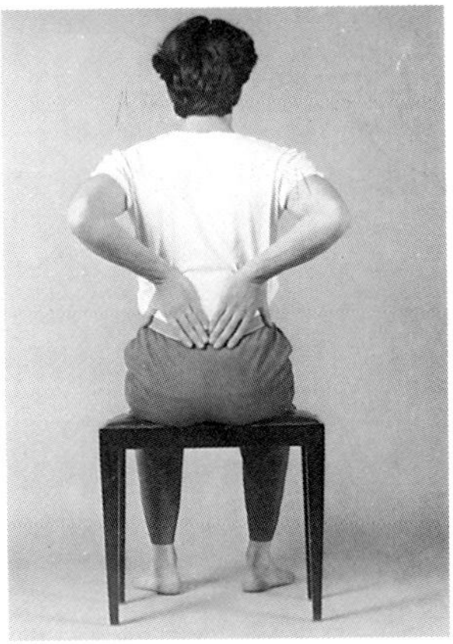

❷
Ejercicio n.° 1

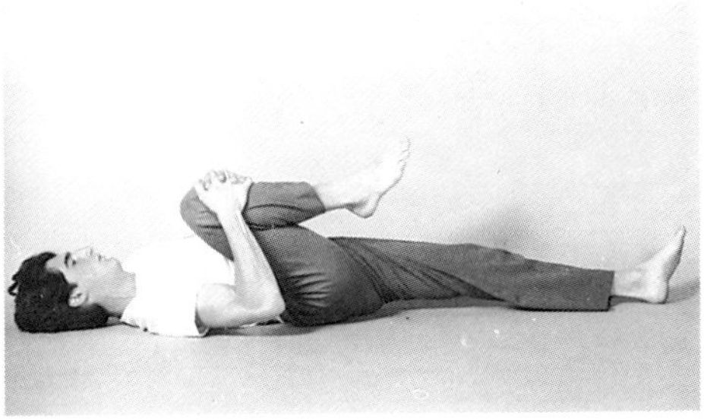

❸
Ejercicio n.° 15

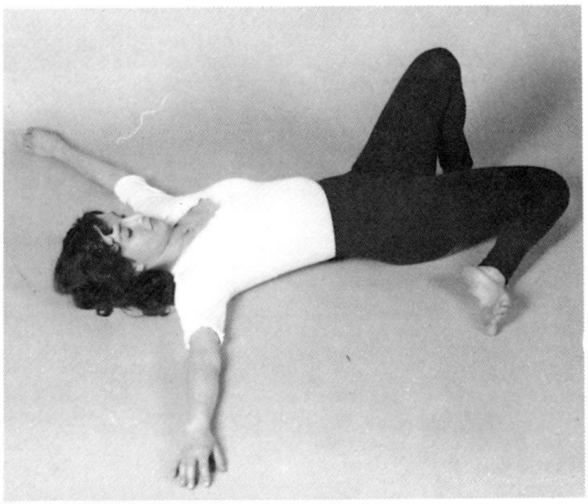

❹
Ejercicio n.° 24

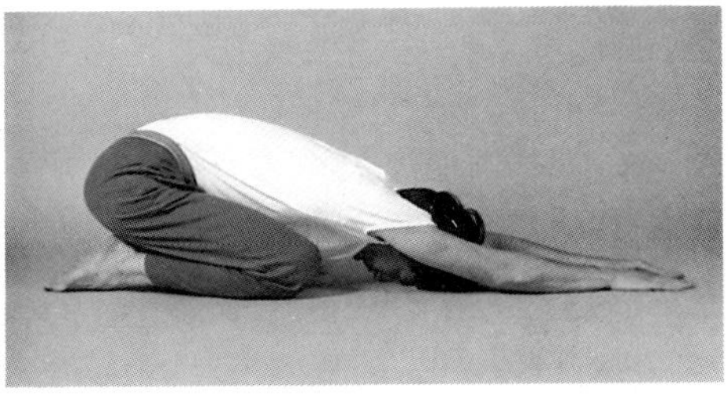

❺
Ejercicio n.° 25

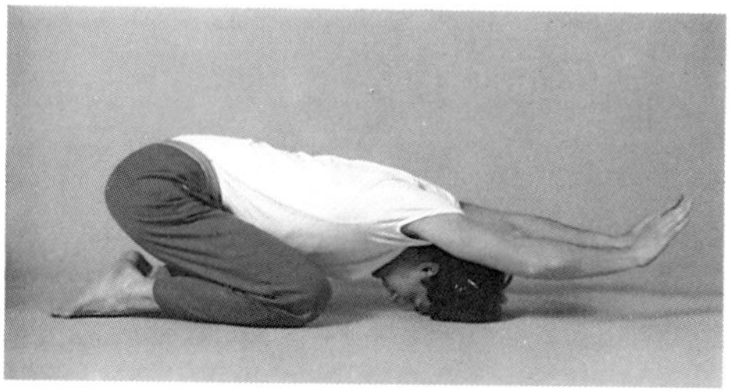

❻
Ejercicio n.° 26

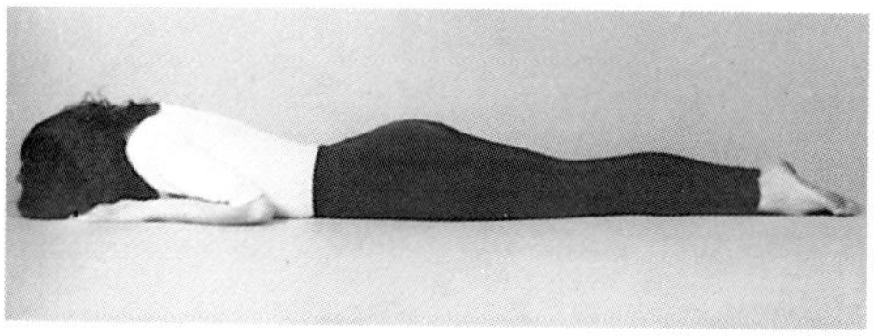

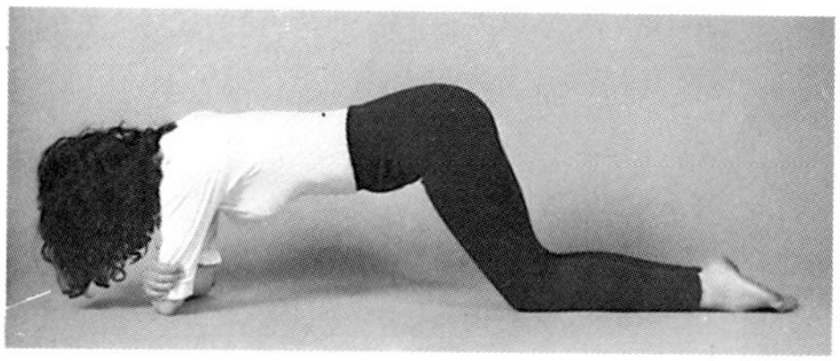

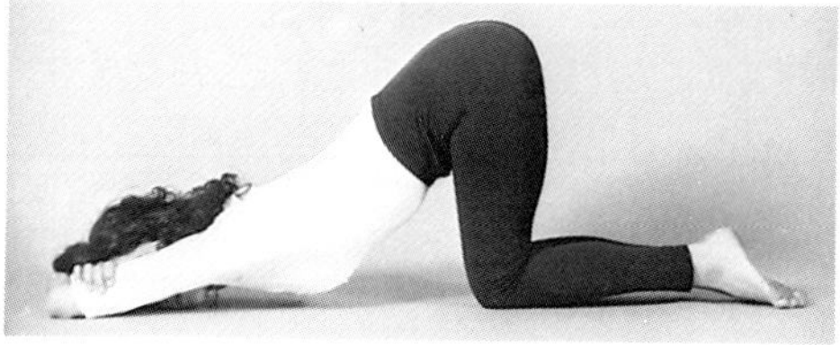

❼
Ejercicio n.° 27

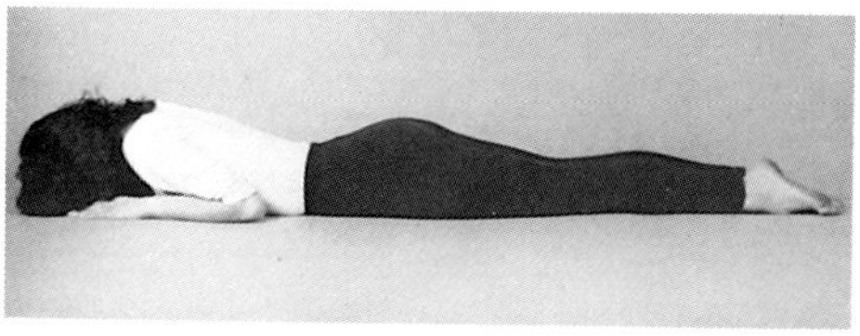

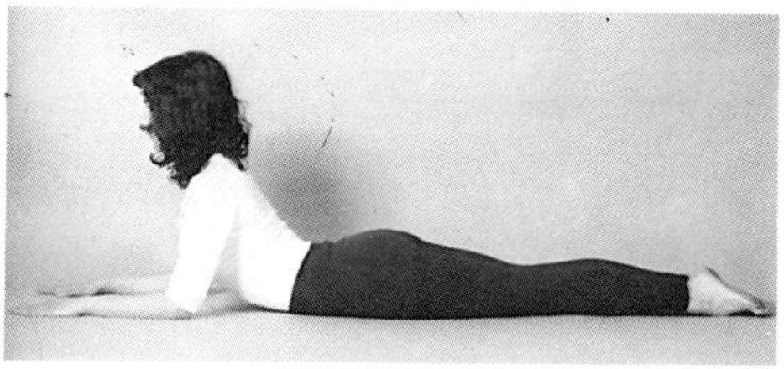

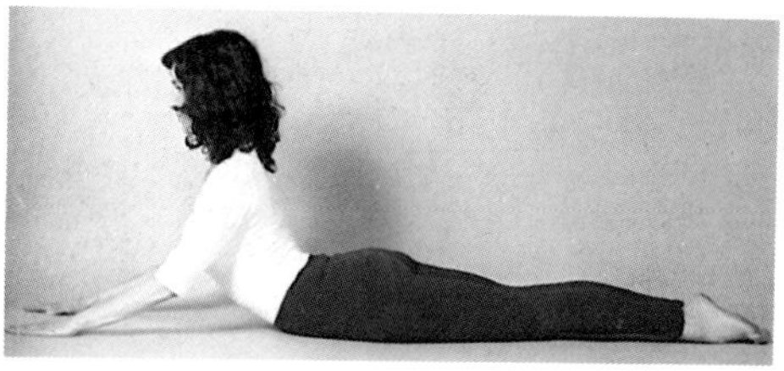

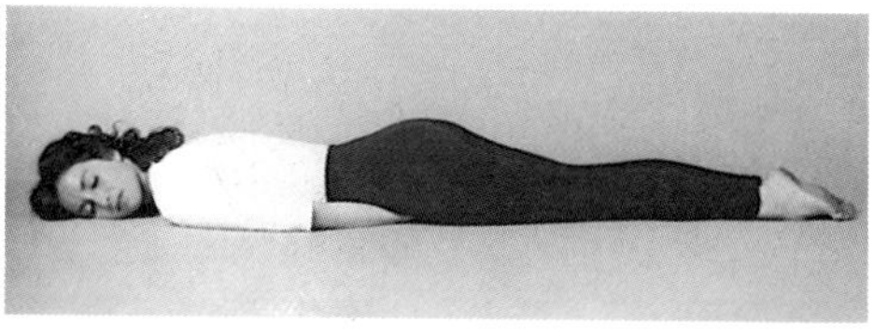

8
Ejercicio n.° 17

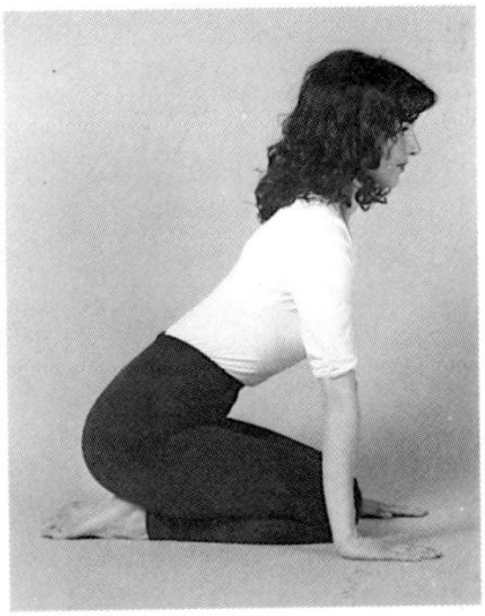

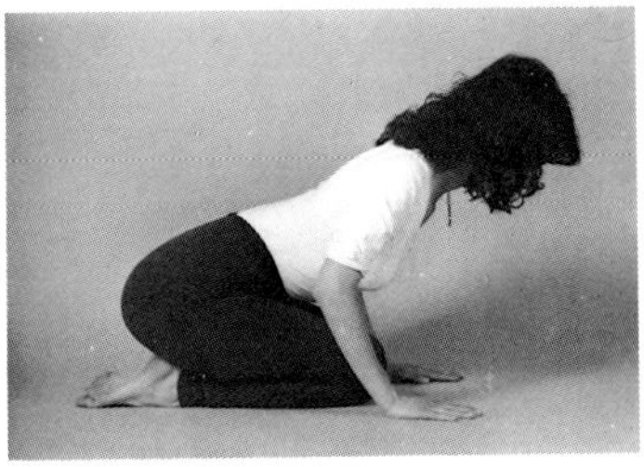

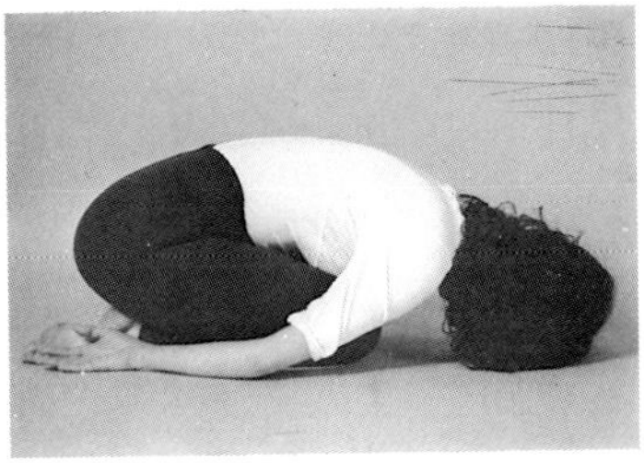

9
Ejercicio n.° 10

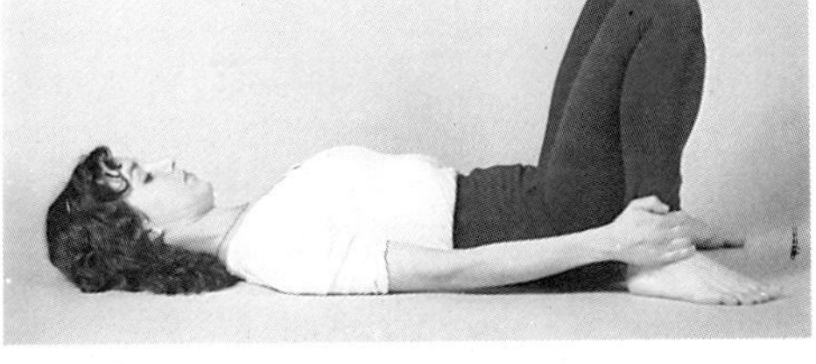

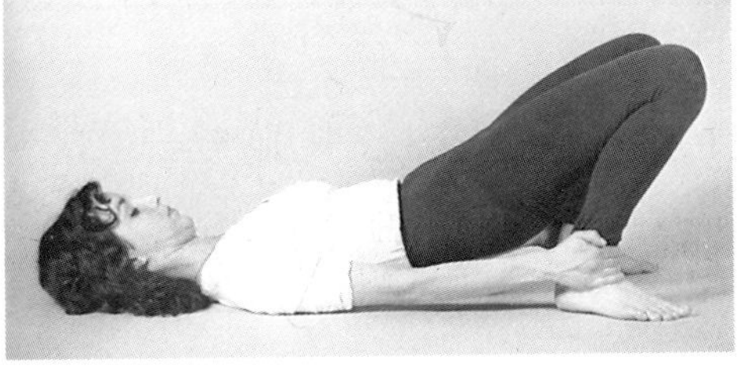

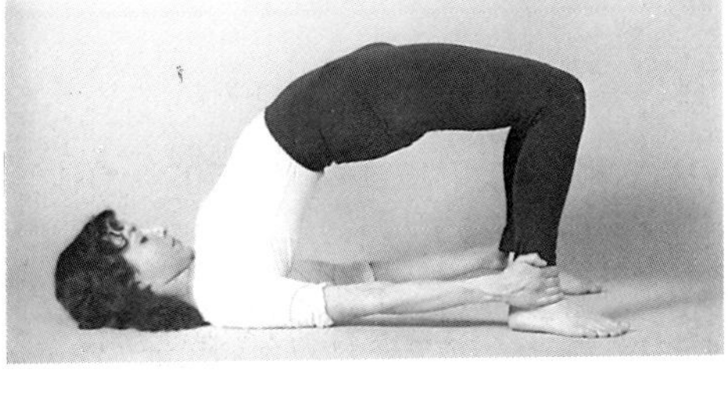

⑩
Ejercicio n.° 36

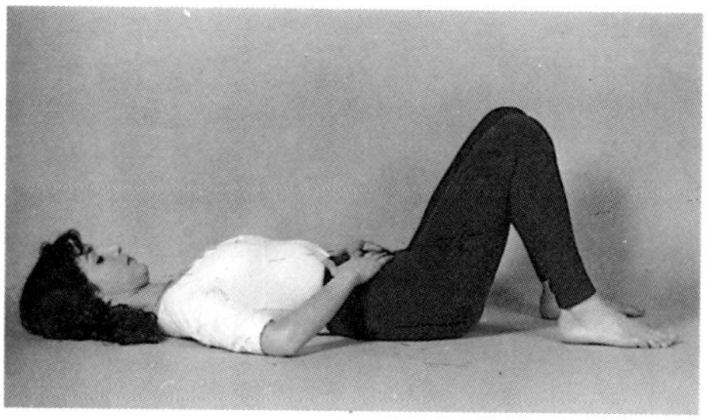
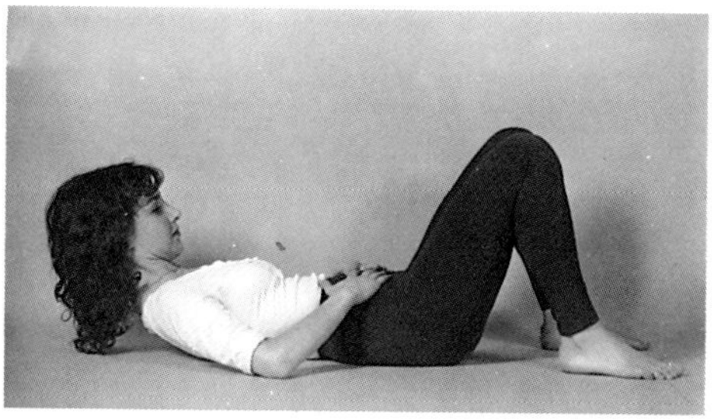

---

⑪
Ejercicio n.° 41

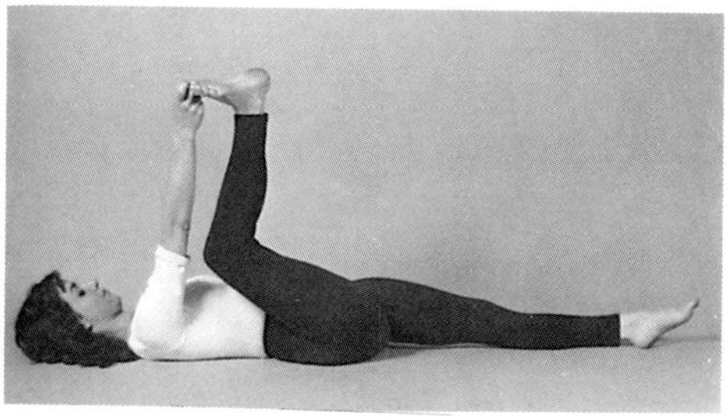
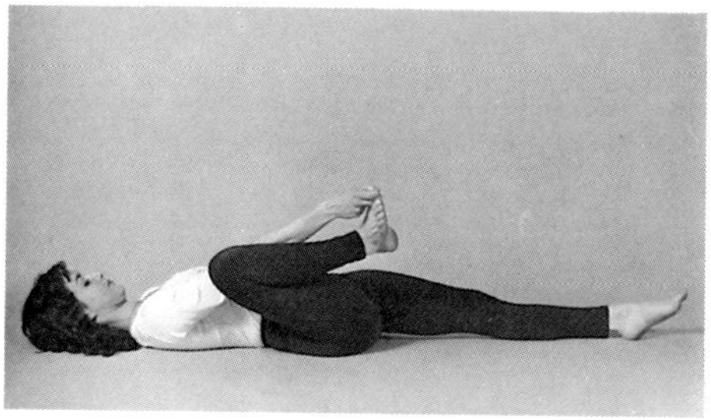
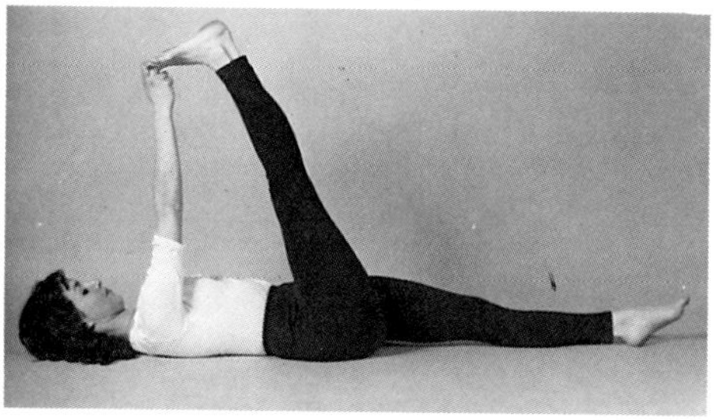

---

⑫
Ejercicio n.° 3

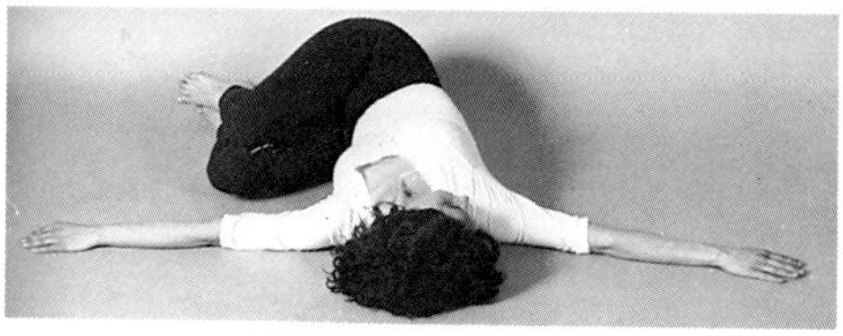
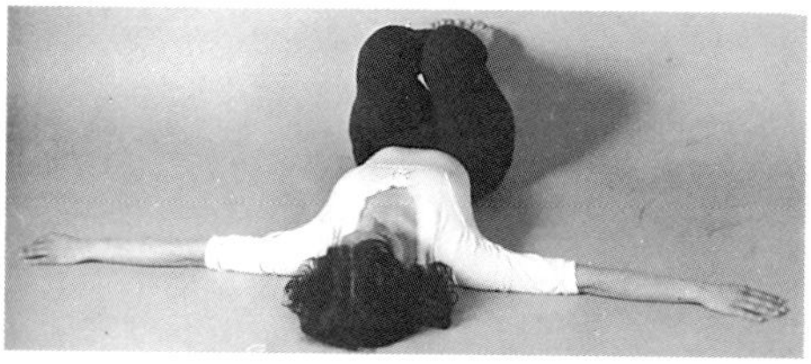
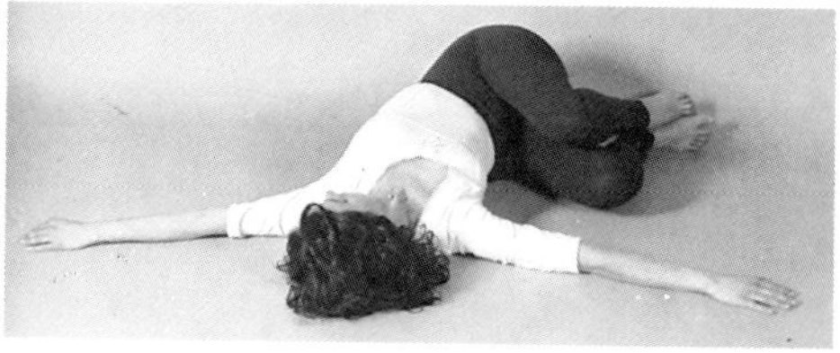

Impreso en España por
LIMPERGRAF, S.A.
Calle del Río, 17, Nave 3
Ripollet (Barcelona)